ENTRENAMIENTO BÁSICO DE WING CHUN

ENTRENAMIENTO Y TÉCNICAS DE LA PELEA CALLEJERA WING CHUN

SAM FURY

Ilustrador
NEIL GERMIO

Traductor
THE URBAN WRITERS

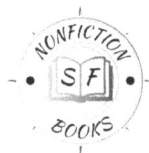

ADVERTENCIAS Y EXENCIONES DE RESPONSABILIDAD

La información de esta publicación se hace pública solo como referencia.

Ni el autor, editor ni ninguna otra persona involucrada en la producción de esta publicación es responsable de la manera en que el lector use la información o el resultado de sus acciones.

Consulte a un médico antes de emprender cualquier nueva forma de actividad física.

ÍNDICE

INTRODUCCIÓN

Escribí este libro a manera de guía de entrenamiento progresivo, para enseñar a quienes están interesados en el Wing Chun los conceptos y las técnicas fundamentales y de qué manera se pueden aplicar en situaciones modernas de lucha callejera.

Aunque este libro le servirá a cualquier persona con un interés en las artes marciales, esta guía está pensada fundamentalmente para las siguientes personas:

- Quienes están pensando en aprender Wing Chun, pero primero quieren una vista previa.
- Quienes quieren aprender lo básico sobre los principios y las técnicas del Wing Chun antes de tomar una clase.
- Principiantes que ya están aprendiendo Wing Chun y quieren complementar su entrenamiento.
- Maestros de Wing Chun en busca de ideas para entrenar principiantes.
- Cualquier persona que quiera entrenar por su cuenta el kung fu Wing Chun.

Sea cual sea el caso, quienquiera que seas y cualquiera sea la razón por la que compraste este libro, espero de todo corazón que puedas aprovecharlo al máximo.

SÁCALE EL MEJOR PROVECHO A ESTE LIBRO

Para sacarle el mejor provecho a este libro debes practicar los ejercicios con regularidad. En el bonus de este libro encontrarás un calendario de entrenamiento; te recomiendo que lo sigas.

Para comenzar, haz todos los ejercicios despacio. Primero, aprende las técnicas y conoce los movimientos estáticos para luego aumentar tu velocidad y fuerza. Practica todos los ejercicios en ambos lados del cuerpo.

Todas las lecciones de este libro se centran meramente en la adaptación del Wing Chun. Se recomienda que también sigas un régimen de entrenamiento físico. Visita la página www.survivalfitnessplan.com para una cobertura detallada del entrenamiento físico.

Una de las diferencias más resonantes entre este y otros libros de entrenamiento Wing Chun es que este libro te muestra cómo adaptar las lecciones de Wing Chun a una pelea callejera moderna. En una pelea de verdad, no te enfrentarás a otro practicante de Wing Chun. Cuando estés entrenando, es importante que tu compañero de entrenamiento no te ataque como lo haría un luchador de Wing Chun. La mayoría de las personas pelearán como boxeadores o luchadores de Muay Thai, y es por eso que muchos de los ejercicios están adaptados para defenderse frente a los ataques típicos de estos estilos de pelea.

En una pelea callejera de verdad no tendrás tiempo para ponerte en tu posición Wing Chun, e incluso si lo haces, no es recomendable. No dejes que tu oponente sepa lo que estás por hacer. En cambio, muévete con libertad y naturalidad, no con rigidez. Cuando estés en una pelea de Wing Chun podrás aplicar los principios y las técnicas apropiadas.

Mantén la mente abierta y adáptate a lo que vas aprendiendo de manera que sirva para ti. No hay restricciones y no sabes cómo va a reaccionar tu oponente. Los ejercicios son meros ejemplos de lo que

puedes hacer. Como este libro adapta el Wing Chun a la pelea callejera moderna, muchos de los ejercicios incluidos no son conside-
rados tradicionales o se los conoce por otro nombre.

Cuando entrenes, haz las cosas bien. Sigue las técnicas con movimiento e intención. Si al entrenar tu ejecución es torpe y débil, así lo
harás en la vida real. Si haces los ejercicios de manera correcta,
inculcarás la memoria muscular apropiada y podrás reaccionar en
momentos de estrés. Podrás atacar a tu oponente correctamente y
ejercer presión en los lugares indicados. Tu cuerpo adoptará la
postura y la ubicación apropiadas y sabrás por instinto la posición
de tu oponente.

Aunque entrenamos para la vida real, sigue siendo un entrenamiento. Habrá ocasiones en las que estarás practicando con un
compañero y pensarás "podría atacarlo justo ahí" o "podría
bloquear ese movimiento fácilmente". Puede ser que así sea y es
bueno que lo pienses, pero están aprendiendo. Dense tiempo para
aprender. Aprende los principios y haz los ejercicios adecuadamente. Podrás moverte con total libertad en el sparring libre.

Usa el equipo de entrenamiento. Tienes que entrenar duro, pero no
debes lastimarte. La única forma de hacerlo es usando el equipo de
entrenamiento adecuado, como el equipo de sparring y las
almohadillas.

En ocasiones sentirás dolor incluso al usar el equipo de entrenamiento. Acostumbrarse al dolor está bien. En una pelea de verdad,
sentirás dolor y tu cuerpo reaccionará de otra forma cuando ocurra,
así que ten eso en cuenta. Comienza despacio y aumenta la fuerza
de a poco para construir un umbral de tolerancia al dolor.

LECCIÓN 1: POSTURA ABIERTA

La postura abierta al ancho de los hombros te ayudará a fortalecer los músculos de las piernas necesarios para muchos de los próximos ejercicios. Esto es importante para generar fuerza, ya que nos ayudará con el equilibrio, el trabajo de pies, las pisadas, los giros y muchas cosas más.

Párate derecho, con los pies juntos y las manos a los costados. Flexiona ligeramente las rodillas, con los talones apuntando hacia afuera.

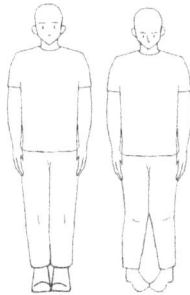

Planta los talones y haz que los dedos de los pies miren hacia afuera. Luego planta los dedos de los pies y apunta los talones hacia afuera. Haz puños con las manos y ubícalos debajo del pecho, a cada lado del torso.

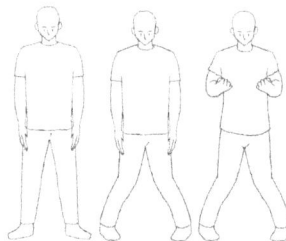

Recuerda estos cinco pasos para ponerte en posición. La llamaremos postura abierta y será el punto de partida para algunos de los ejercicios.

Desde esta posición, flexiona las rodillas y vuelve a subir. Ese es un movimiento.

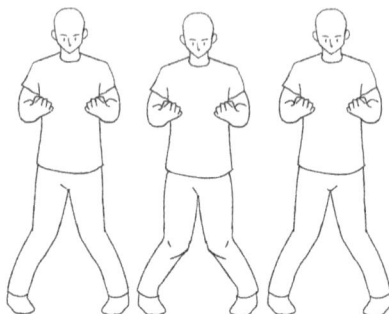

Las rodillas nunca deben quedar trabadas rectas.

Ejercicio 1: Postura abierta

Haz tantos movimientos como puedas dentro de un periodo de tiempo determinado.

LECCIÓN 2: POSICIÓN DE PELEA

Es probable que en una pelea real no adoptes esta posición de pelea exactamente, pero servirá para aplicar adecuadamente las técnicas mientras aprendes. También se la suele usar como posición inicial para muchos ejercicios.

Lado delantero y lado trasero

La mano o pierna más adelantada será la delantera. La mano o pierna que quede detrás será la posterior o trasera.

En un combate tu lado del cuerpo más fuerte debe ser el delantero, pero siempre debes entrenar de ambos lados.

Adopta la posición de pelea

Comienza con la postura abierta. Mantén los pies firmes en el lugar y gírate para que una pierna quede delante de la otra.

Pon las manos a la altura del pecho. Si la pierna derecha (o izquierda) está adelante, la mano derecha (o izquierda) también debe estarlo.

La pierna trasera debe soportar aproximadamente el 70% del peso del cuerpo. Debes ser capaz de levantar fácilmente el pie delantero si es necesario, por ejemplo, para dar una patada. Flexiona apenas los brazos.

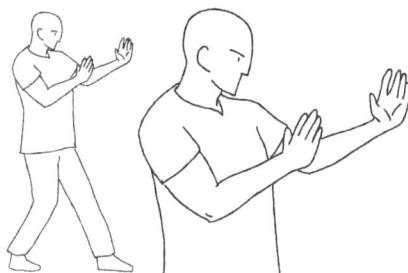

Cambio de lado

Aprender la forma correcta de cambiar de lado te ayudará a ganar fuerza en las piernas, a familiarizarte con la forma de girar el cuerpo y a distribuir bien el peso, lo cual ayudará a la estabilidad y la fuerza de tus golpes. Ponte primero en la posición de pelea.

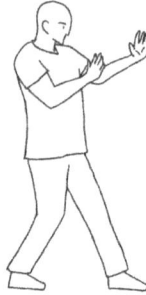

Asumiendo que tu lado delantero es el izquierdo, rota el cuerpo con los pies hacia la derecha. Harás un giro de 180 grados. Mientras lo haces, el peso de tu cuerpo pasará de la pierna izquierda a la derecha y tus manos cambiarán de posición. Terminarás en la posición de pelea hacia el lado derecho.

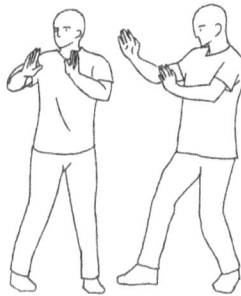

Ejercicio 2: Cambio de lado

Repite el ejercicio de cambio de lado de izquierda a derecha y viceversa.

LECCIÓN 3: TRABAJO DE PIES BÁSICO

Saber usar bien los pies es muy importante. De lo contrario, perderás el equilibrio y tus técnicas perderán efectividad.

El objetivo principal del trabajo de pies es controlar la distancia. Saber cuándo y cómo cerrar o ganar distancia te permite atacar y defenderte con eficacia. Debes ser capaz de atacar sin que te ataquen.

Cuando tu oponente da un paso hacia atrás, te mueves hacia adelante, y viceversa. No hay que apurarse todo el tiempo. Sé inteligente. Siempre ten en cuenta la distancia.

Paso hacia adelante

El largo del paso hacia adelante dependerá de la distancia que quieras cubrir. Mientras más corta sea la distancia, más estable te mantendrás. Una distancia de medio paso es buena para practicar.

Parte desde la posición de pelea y da medio paso hacia adelante con tu pierna delantera.

Apoya el peso sobre la pierna delantera y desplaza la pierna trasera.

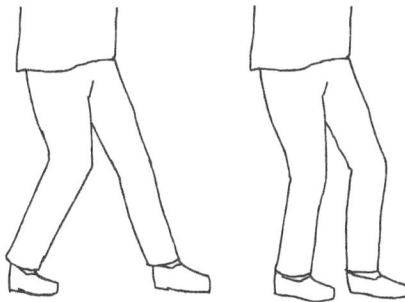

Apoya el peso nuevamente sobre la pierna trasera y da otro paso hacia adelante con la pierna delantera.

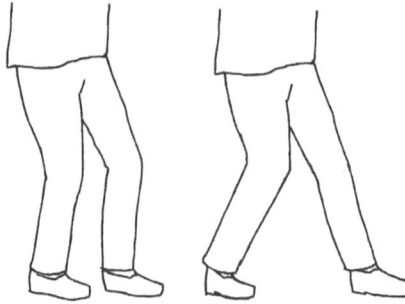

Repite esto un par de veces.

Cambia de lado y practica con la otra pierna. Cambia también la mano delantera.

Ejercicio 3: Paso hacia adelante

Practica el paso hacia adelante en una distancia determinada; por ejemplo, el largo del área de entrenamiento.

Usa el cambio de lado para cambiar de lado delantero y practica el paso hacia adelante del otro lado.

Cuando te sientas listo, incrementa la velocidad de tus pasos.

Paso hacia atrás

Para moverse hacia atrás, simplemente haz lo contrario de lo que hacías en el paso hacia adelante; es decir, mueve primero el pie trasero.

Ejercicio 4: Paso hacia adelante y hacia atrás

Haz el paso hacia adelante un par de veces y luego hacia atrás. Practica en ambos lados.

Paso con cambio de lado

Esta es una forma de dar un paso hacia adelante y cambiar de lado a la vez. Esta lección también incluye una forma de ubicarte detrás de tu oponente con una variación de este movimiento.

Desde la posición de pelea, desplaza el pie trasero hacia adelante y cúrvalo apenas hacia el pie delantero. Al mismo tiempo, lleva hacia adelante la mano trasera para que sea la delantera.

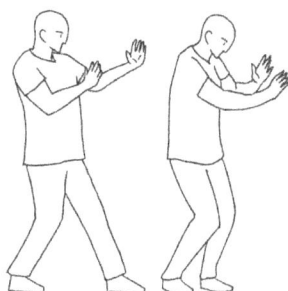

Pasa el pie trasero por delante del otro y cúrvalo apenas para ubicarlo en la posición delantera nueva. Mueve los pies y las manos juntos hacia adelante y adopta el nuevo lado delantero.

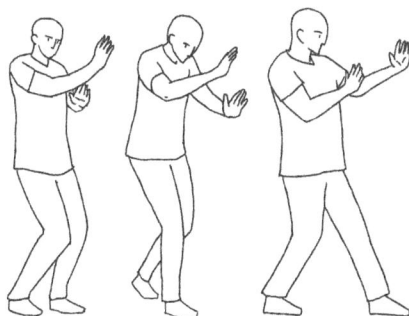

Ejercicio 5: Paso con cambio de lado

Practica el paso con cambio de lado. Aumenta la velocidad cuando estés listo.

Aplicación del paso con cambio de lado

Aquí veremos cómo usar una variante de la técnica de paso con cambio de lado para ubicarte detrás de tu oponente.

Al practicar estas técnicas es importante que partas de una posición natural, ya que será una situación más realista.

Cuando tu oponente ataque, lleva tu lado delantero por fuera de su cuerpo y bloquea su brazo al mismo tiempo. No des un paso hacia él/ella de inmediato, porque te golpearán.

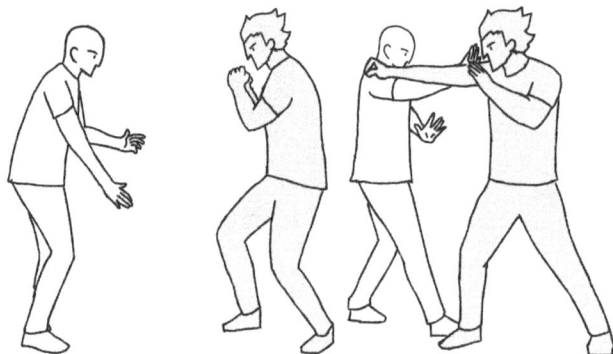

Mueve tu pie delantero hacia adelante, por detrás de tu oponente, y luego gira sobre este para quedar detrás de él/ella.

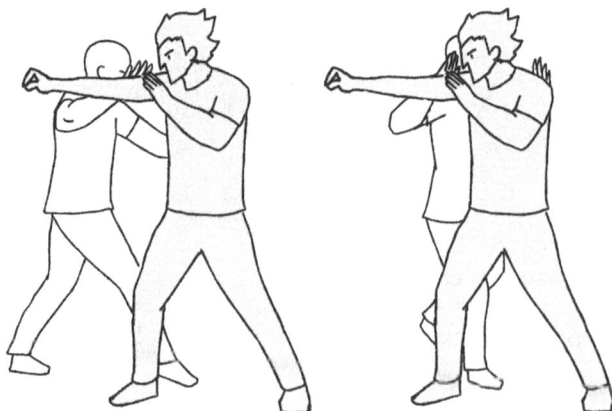

Una vez que estés detrás de tu oponente, puedes atacar.

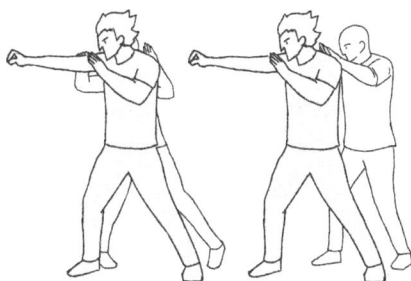

Este es el movimiento visto del lado contrario.

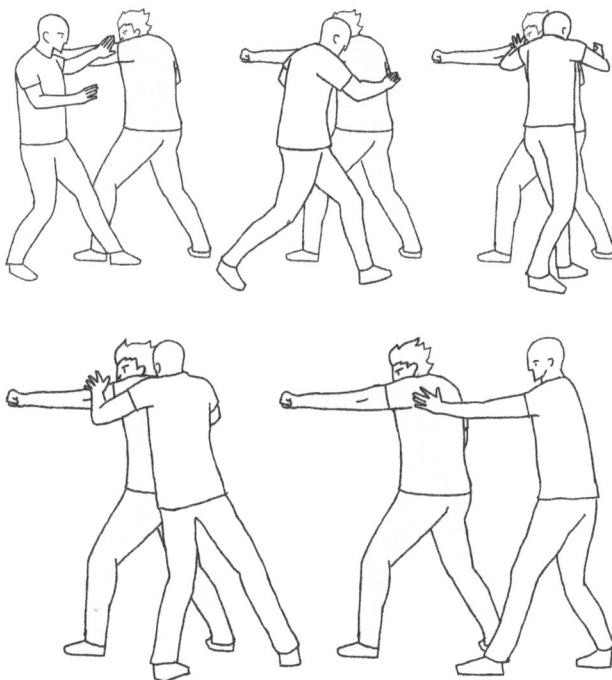

Ejercicio 6: Ubícate detrás de tu oponente

Practica esta variante del paso con cambio de lado para ubicarte detrás de tu oponente. No te preocupes por atacar. Concéntrate en los pies.

LECCIÓN 4: GOLPE SIMPLE

Aprender la técnica correcta para dar un golpe incluye muchos conceptos importantes del Wing Chun, como el alineamiento del cuerpo, la distribución del peso, el cambio de mano, la técnica de ataque adecuada y el equilibrio.

Cambio de mano

Tu posición inicial para este ejercicio es con las piernas en postura abierta y las manos arriba, como en la posición de pelea.

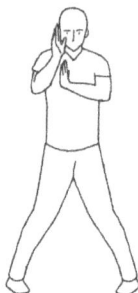

Desde esta posición neutral, comienza a cambiar la mano delantera.

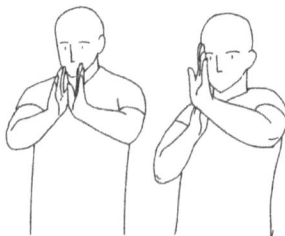

Mientras lo haces, pasa la mayor parte del peso del cuerpo (aproximadamente el 70%) al mismo lado que tu nueva mano delantera. Tu cuerpo debe quedar inclinado de manera tal que tu ojo quede en línea con esta mano. Cambia la mano delantera de la derecha a la izquierda.

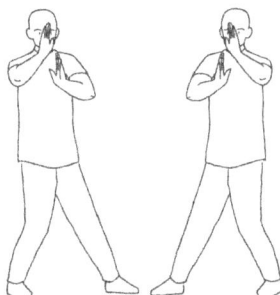

Ejercicio 7: Cambio de mano

Practica el cambio de mano de derecha a izquierda.

Golpe simple

Este ejercicio es una continuación del anterior con la incorporación de un golpe simple.

Cuando ataques, nunca trabes las extremidades. Esto vale tanto para los golpes como las patadas. El impacto no solo será peor para los codos y las rodillas, sino que también es más probable que falles. Comienza en la postura abierta, con las manos arriba y los brazos relajados.

Golpea con la mano delantera. Inclina el cuerpo y gírate apenas para que la mayor parte del peso del cuerpo quede en la pierna trasera. La mano trasera será de protección. Presta atención a la línea de tu cuerpo. Ubícate en ángulo pero golpea hacia el centro. Cambiar el peso del cuerpo de una pierna a la otra genera fuerza y te ubica por fuera de la línea de ataque de tu oponente.

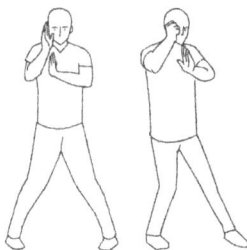

Después del golpe, abre la mano para relajarla. No te mantengas rígido cuando ataques pues perderás fuerza y velocidad. Relaja la mano golpeadora y comienza a golpear con la otra mano. Pasa el peso del cuerpo a la otra pierna.

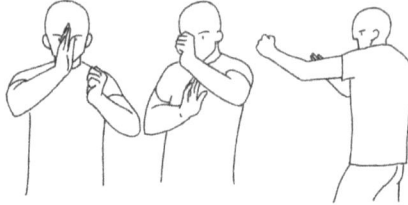

No extiendas demasiado el brazo. Jamás debes trabar el codo.

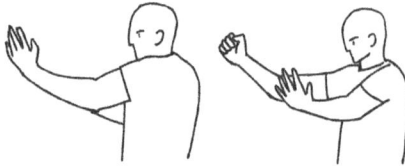

Ejercicio 8: Golpe simple

Practica el golpe simple de izquierda a derecha.

Capítulos relacionados:

- Lección 1: Postura abierta
- Lección 2: Posición de pelea

LECCIÓN 5: GOLPE TRIPLE

Dar múltiples golpes rápidos uno detrás del otro te hará perder fuerza, pero puede ser útil en una pelea de verdad.

Practicar el golpe triple te ayudará a desarrollar la memoria muscular necesaria para golpear repetidas veces.

Comienza en la postura abierta, con las manos arriba. Golpea en línea recta y luego abre la mano para relajarla.

No cambies el peso del cuerpo de una pierna a la otra tan seguido como en el ejercicio del golpe simple.

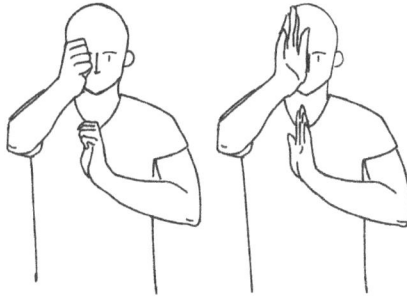

Cuando lleves la mano hacia atrás, golpea con la otra mano.

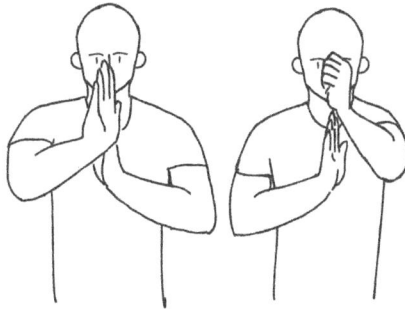

Relaja esta mano y golpea con la otra.

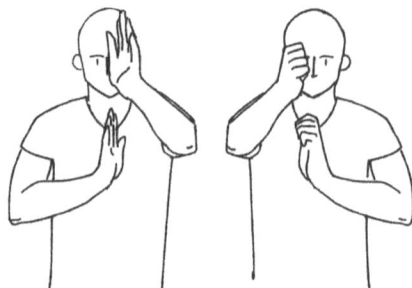

Hemos completado un golpe triple.

Cada vez que golpees, abre la mano.

Haz otro golpe triple, pero comienza con la mano contraria. Si diste el primer golpe con la mano derecha la primera vez, comienza con la mano izquierda la segunda vez.

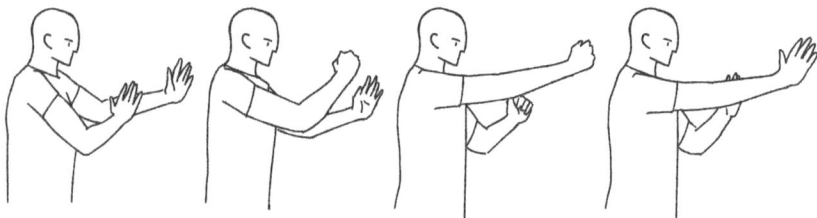

Ejercicio 9: Golpe triple

Practica el golpe triple. Comienza despacio y recuerda relajar la mano después de cada golpe. Aumenta la velocidad cuando te sientas listo.

Capítulos relacionados:

- Lección 1: Postura abierta
- Lección 4: Golpe simple

LECCIÓN 6: GOLPE CON PASO HACIA ADELANTE

Combinar el paso hacia adelante con el golpe simple nos permite cerrar la distancia al atacar. Haremos énfasis en la importancia de usar el cuerpo para generar fuerza.

Comienza en posición de pelea. Avanza y golpea con la mano delantera. Todo el cuerpo debe moverse a la vez.

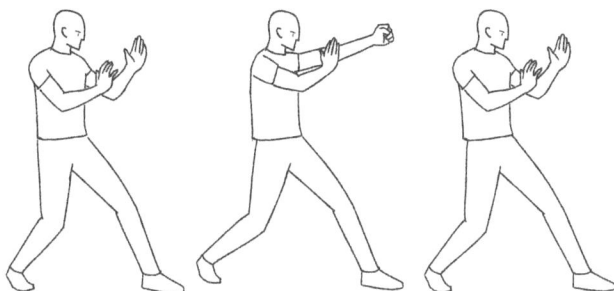

Cuando completes el golpe, relájate (debes estar listo para defenderte si es necesario) y da otro golpe más.

Ejercicio 10: Golpe con paso hacia adelante

Practica el movimiento. Cuando te sientas listo, cambia de lado para cambiar de pierna delantera y practica con el lado contrario.

Ejercicio 11: Golpe con paso hacia adelante y atrás

Usa el golpe con paso hacia adelante para avanzar y haz el paso hacia atrás para volver a tu posición original. Practica en ambos lados del cuerpo.

Capítulos relacionados:

- Lección 2: Posición de pelea
- Lección 4: Golpe simple

LECCIÓN 7: TAN SAU

Esta lección te enseñará la aplicación básica del Tan Sau ("la mano que dispersa"), una posición de mano/brazo del Wing Chun que se usa como técnica de defensa.

El Tan Sau hace énfasis en el uso de todo el cuerpo y no solo de la mano. También incluye agarres, contraataques y el concepto de telegrafía.

La defensa en el Wing Chun está pensada para bloquear el ataque, en lugar de vencer al oponente mediante la fuerza directa. Esto logra que el atacante más débil obtenga una ventaja sobre un oponente más fuerte.

El Tan Sau es una buena forma de lidiar con ataques directos a la zona media. Comienza en la postura abierta con las manos arriba.

Lleva la palma de la mano hacia arriba, lejos de ti. El codo debe quedar a una distancia aproximada de un puño y medio de tu cuerpo.

Gira todo el cuerpo hacia un lado. El cuerpo y la mano deben girar juntos.

La cintura es la que debe hacer el trabajo, no el brazo. Deja la otra mano pegada al cuerpo, lista para defenderte.

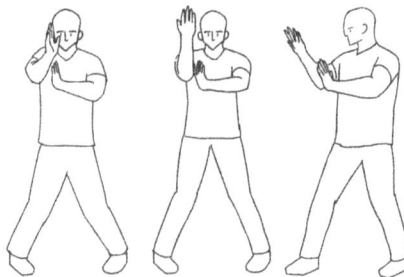

Relaja la mano delantera y llévala a su posición de pelea normal.

Luego cambia de mano delantera.

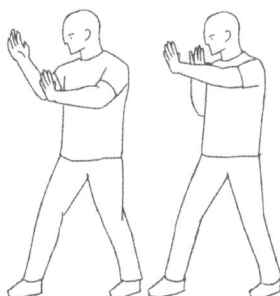

Gira hacia el otro lado con una combinación de cambio de lado y Tan Sau.

Ten en cuenta que no debes girar del todo al lado contrario. Es más o menos la mitad del ejercicio de cambio de lado. Relaja la mano y repite el proceso.

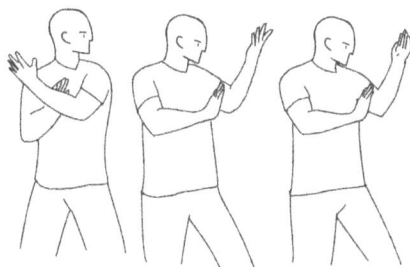

Ejercicio 12: Tan Sau

Practica el movimiento Tan Sau de izquierda a derecha.

Aplicación del Tan Sau

Aquí veremos cómo aplicar el Tan Sau.

Esto te ayudará a saber dónde poner las manos para defenderte frente a un ataque de verdad. Cuando tu oponente golpee, usa el Tan Sau para bloquear el ataque.

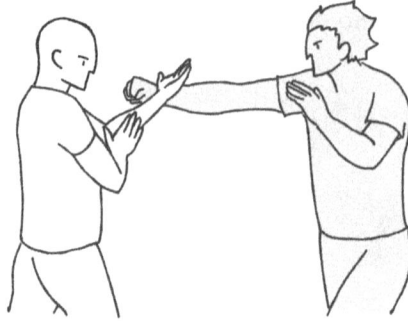

El ejercicio anterior es un movimiento exagerado. Adapta lo que has aprendido a cada situación. Sigue cambiando el peso del cuerpo de un lado a otro, pero solo lo necesario.

La mano no debe ir más lejos de lo necesario para alejar el golpe de tu cuerpo. Esto vale para todos los movimientos defensivos de Wing Chun y está en línea con el principio de economía de movimiento, el cual indica que solo debes moverte lo justo y necesario.

De todas maneras, usa todo el cuerpo para girar y deja la mano trasera pegada al cuerpo. Repite este movimiento girando hacia la izquierda y la derecha.

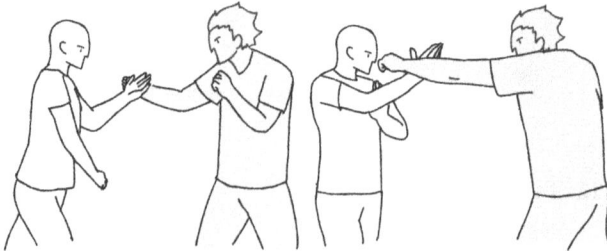

Ejercicio 13: Aplicación del Tan Sau

Practica usar el Tan Sau en ambos lados del cuerpo para bloquear un ataque entrante.

Capítulos relacionados:

- Lección 1: Postura abierta
- Lección 2: Posición de pelea
- Lección 8: Contraataque
- Lección 9: Agarre

LECCIÓN 8: CONTRAATAQUE

El contraataque es un ataque motivado en respuesta a otro ataque.

Cuando tu oponente te ataque, usa el Tan Sau para defenderte. Usa la misma mano para atacar el ojo de tu oponente.

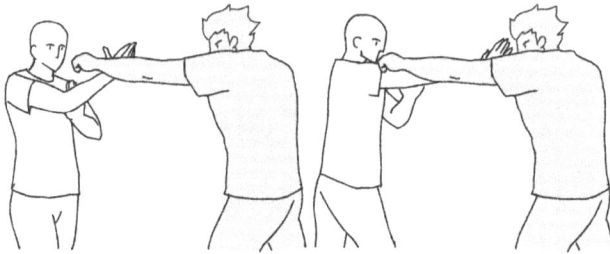

Cuando la mano y el cuerpo estén en la posición correcta, estarás en línea para atacar.

Cuando ataques, jamás retraigas el brazo o la pierna, ya que estarás transmitiendo tus intenciones; es decir, le harás saber a tu oponente lo que estás a punto de hacer.

Jamás golpees el rostro de un oponente. El rostro tiene muchos huesos y lastimarás tus manos. Si te lastimas la mano, tus movimientos y golpes no serán eficaces.

Cuando entrenes, ataca al cuerpo. En una pelea de verdad, ataca el cuerpo o la garganta de tu oponente. Si quieres atacar su rostro, usa una mano abierta, el codo o la rodilla y aléjate de los dientes.

Ejercicio 14: Contraataque y Tan Sau

Practica los movimientos de Tan Sau y contraataque.

Capítulos relacionados:

- Lección 7: Tan Sau

LECCIÓN 9: AGARRE

Sujetar a tu oponente te permite tener más control sobre él/ella.

Cuando tu oponente ataque, usa el Tan Sau para defenderte.

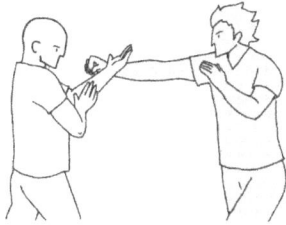

Cuando tu Tan Sau conecte con tu oponente, pasa la otra mano por debajo de su brazo y tómalo desde la parte externa.

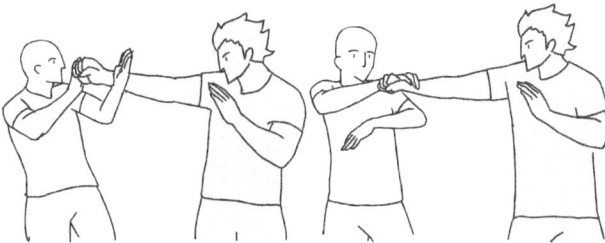

Ahora puedes atacar con la mano (con un golpe a la garganta o un piquete a los ojos, por ejemplo) o puedes usar la pierna.

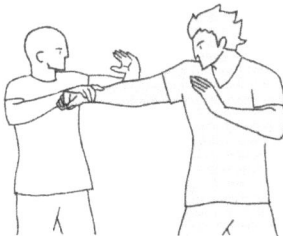

Si distribuyes tu peso de manera incorrecta, no podrás patear o moverte con soltura.

Ejercicio 15: Agarre

Practica el agarre y contraataque. No te preocupes por las patadas
todavía. Veremos eso más adelante.

Capítulos relacionados:

- Lección 7: Tan Sau
- Lección 8: Contraataque

LECCIÓN 10: PAK SAU

El Pak Sau ("la mano de palmada") es otro movimiento fundamental de Wing Chun. En esta lección veremos cómo usar el Pak Sau como técnica de defensa. También haremos énfasis en la posición del cuerpo, el atrape y el cambio de lado.

Cuando se avecine el golpe, gira el cuerpo hacia un lado y presiona el canto de la palma (debajo del meñique) contra el codo de tu oponente. Usa todo el cuerpo. Debes lastimar a tu oponente al mismo tiempo.

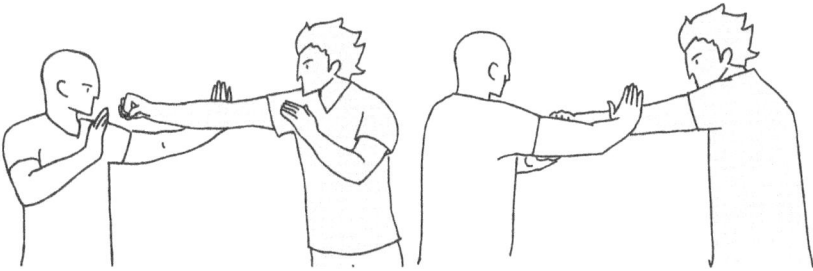

Es importante que pongas tu cuerpo de lado, porque si no, te golpearán.

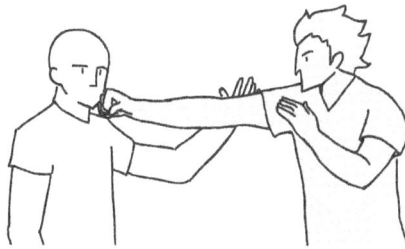

Ejercicio 16: Pak Sau

Practica el Pak Sau de esta manera, de izquierda a derecha y viceversa.

Pak Sau y contraataque

Despúes del Pak Sau, puedes contraatacar con un ataque directo al rostro, como hincar los dedos en los ojos de tu oponente.

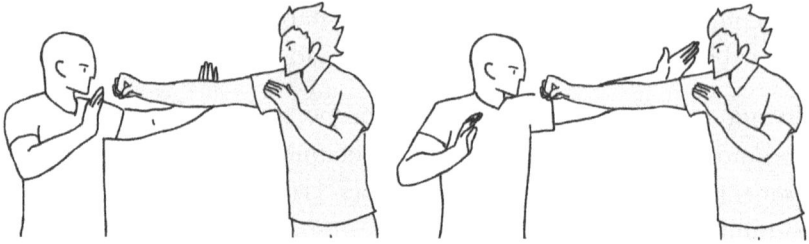

Ejercicio 17: Pak Sau y contraataque

Practica el contraataque despúes del Pak Sau.

Pak Sau, agarre y contraataque

Despúes de defenderte, usa la otra mano para sujetar a tu oponente y contraatacar. Levanta la otra mano y sujeta la muñeca de tu oponente. Cuando lo hagas, tuércela un poco. Al mismo tiempo, ataca o aplica presión sobre su codo.

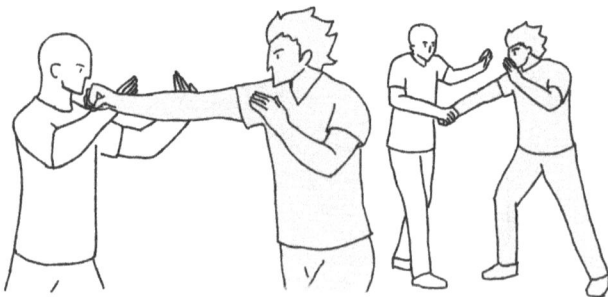

Ejercicio 18: Pak Sau, agarre y contraataque

Practica la maniobra de defensa, agarre y contraataque.

Si tu oponente levanta la otra mano para defenderse, tómala y hazlo girar. Ahora puedes atacar del otro lado.

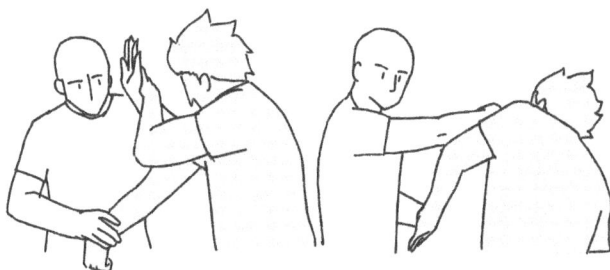

Ejercicio 19: Pak Sau, agarre y contraataque extendido

Añade el segundo movimiento de agarre y ataque al ejercicio anterior.

Capítulos relacionados:

- Lección 8: Contraataque
- Lección 9: Agarre
- Lección 22: Atrape
- Lección 39: Agarre y ataque

LECCIÓN 11: DEFENSA FRENTE A UN GANCHO CRUZADO

Esta lección nos mostrará cómo usar el Tan Sau y Pak Sau para defenderte frente a una típica combinación de boxeo. Es solo una de las muchas maneras en las que el Tan Sau y el Pak Sau pueden trabajar en conjunto. Cuando tu oponente te ataque con un gancho, usa el Tan Sau para defenderte.

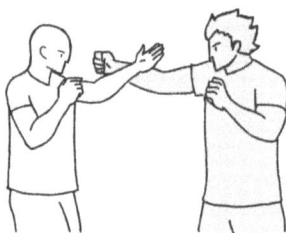

Cuando vuelva a atacarte con un gancho cruzado, da un paso atrás y usa el Pak Sau para bloquearlo.

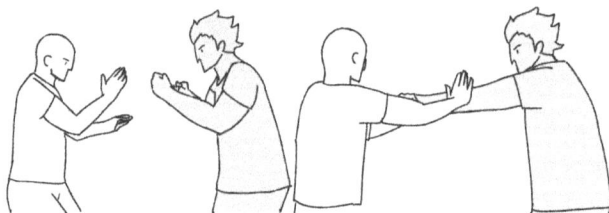

Recuerda girar todo tu cuerpo al hacer los movimientos y mantén la otra mano pegada al cuerpo para proteger tu línea central.

Ejercicio 20: Defensa frente a un gancho cruzado

Practica el Tan Sau y el Pak Sau para defenderte frente al gancho cruzado.

Capítulos relacionados:

- Lección 7: Tan Sau
- Lección 10: Pak Sau
- Lección 12: Principio de la línea central

LECCIÓN 12: PRINCIPIO DE LA LÍNEA CENTRAL

El principio de la línea central es un concepto clave en el kung fu Wing Chun. Muchos de los ejercicios de este libro, por no decir todos, se centran en proteger tu propia línea central mientras controlas la de tu oponente.

La línea central es una línea imaginaria que recorre el centro de tu cuerpo de manera vertical. Todos los órganos vitales están ubicados cerca del centro de tu cuerpo. Mantén la línea alejada de tu oponente ubicándote en una posición lejos de él/ella.

El trabajo de pies servirá para controlar la posición de tu línea central en relación con la de tu oponente. Al entender la línea central, sabrás por instinto dónde está ubicado tu oponente.

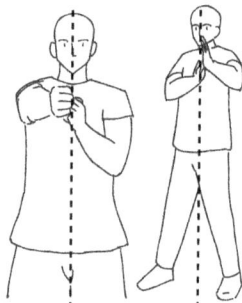

Tu plano central (que no es la línea central) va desde tu centro inclinado a tu oponente.

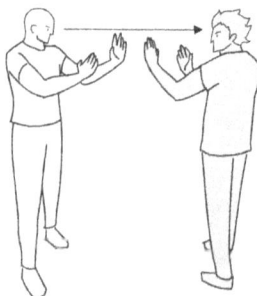

En la ofensiva generas más fuerza cuando das golpes desde tu plano, ya que incorporas las caderas y todo tu cuerpo.

Cuando ataques en línea recta tu línea central debe quedar alejada de tu oponente, pero tu plano central debe quedar frente a su plano central.

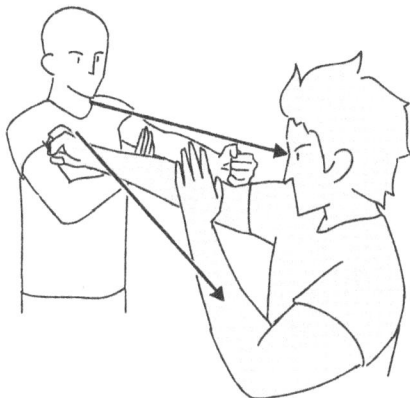

En el caso de los ganchos y otros ataques circulares, ambas líneas se fusionan.

Existen tres normas principales de la línea central:

- Quien controle la línea central tendrá el control de la pelea.
- Protege y mantiene tu propia línea central mientras controlas y te aprovechas de la de tu oponente.
- Ocupa la línea central para controlarla.

Golpe recto

El siguiente ejercicio sencillo muestra algunos de los principios fundamentales del Kung Fu Wing Chun. Controla la línea central, usa movimientos de ataque y defensa al mismo tiempo y ataca en línea recta.

Cuando tu oponente ataque, muévete hacia la parte exterior de su guardia. Usa un golpe recto para bloquear el ataque y atacar al mismo tiempo. Tu brazo debe quedar contra el codo de tu oponente. Presta atención al alineamiento de tu cuerpo. Sigue con otro golpe en las costillas.

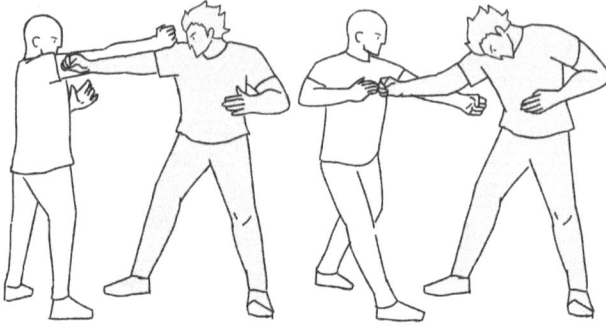

Ejercicio 21: Golpe recto

Practica el golpe recto descrito más arriba.

LESSON 13: BONG SAU

El Bong Sau (brazo en ala) es una técnica de defensa única del Wing Chun. Se usa para bloquear un golpe al crear un ángulo de desvío.

Comienza en la postura abierta con las manos arriba. En un solo movimiento, lleva la mano hacia abajo y eleva el codo. Mientras lo haces, gira la cintura e inclina tu cuerpo de manera que tus pies queden en posición de pelea. La que debe moverse es la cintura, no el brazo.

Mantén el brazo en línea. La otra mano será de defensa en caso que no puedas bloquear el golpe de tu oponente.

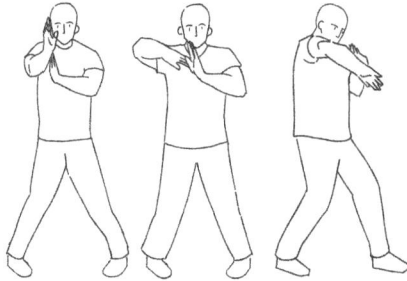

Este es el Bong Sau.

Gírate apenas hacia atrás y lleva tu mano hacia el centro. Cambia la posición de las manos para que la otra mano sea la delantera. Cambia el peso del cuerpo de lado para ajustarse a la nueva posición y haz el Bong Sau del otro lado.

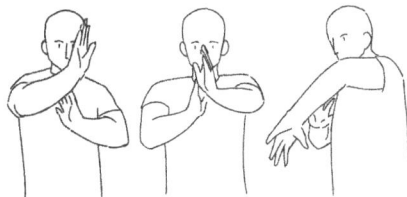

Ejercicio 22: Bong Sau

Practica el Bong Sau de izquierda a derecha y viceversa.

Bong Sau con golpe

Este movimiento añade un golpe al Bong Sau.

Haz el Bong Sau tal como se indica más arriba. Gira tu cuerpo de vuelta hacia el centro. Mientras tanto, lleva el brazo hacia tu rostro. La palma de la mano debe quedar frente a ti como si estuvieras leyendo algo escrito en ella. Deja la otra mano detrás como defensa.

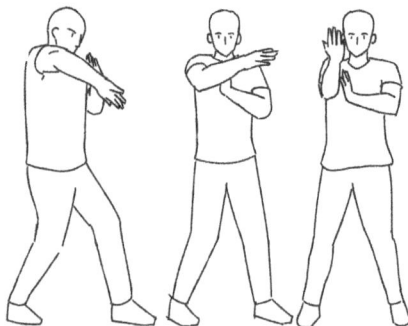

Ataca por el lado delantero. Asegúrate de cambiar el peso de tu cuerpo igual que en el ejercicio de golpe simple. Ataca con todo el cuerpo. Cuando lleves tu mano de vuelta, haz el Bong Sau del otro lado.

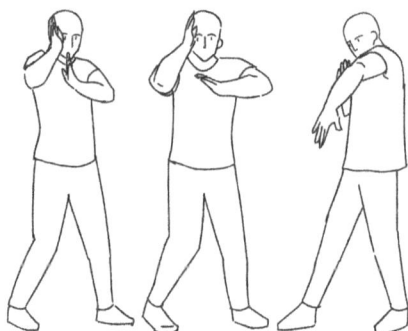

Golpea en este lado.

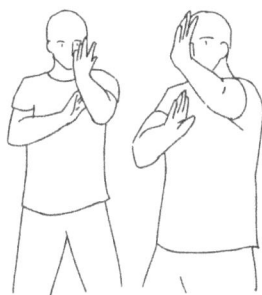

Hay que hacer tres movimientos separados a cada lado, cada uno de los cuales hace uso de todo el cuerpo.

1. Bong Sau
2. Regreso
3. Ataque

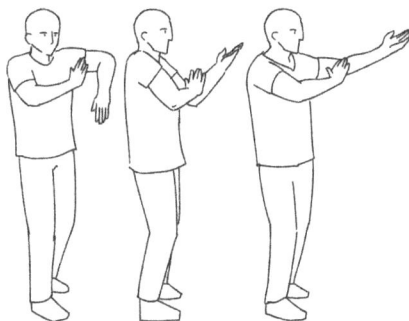

Ejercicio 23: Bong Sau con golpe

Practica el Bong Sau junto con el golpe.

Capítulos relacionados:

- Lección 1: Postura abierta
- Lección 2: Posición de pelea
- Lección 4: Golpe simple

LECCIÓN 14: PRÁCTICA DE LAP SAU

El ejercicio Lap Sau (la mano que jala) es un movimiento básico de Wing Chun que te enseña sobre agarres y tirones, entre otras cosas.

Es importante que recuerdes que esto es solo un entrenamiento. Trabajen en conjunto para hacer que funcione. No se trata de atacar a tu compañero/a, sino de entender cómo fluye la energía entre ambos.

Comienza con un Bong Sau y haz que tu compañero/a ponga su brazo encima del tuyo. Agárrense de las muñecas. Es importante que los codos queden trabados juntos.

Toma la mano de tu oponente y baja su brazo.

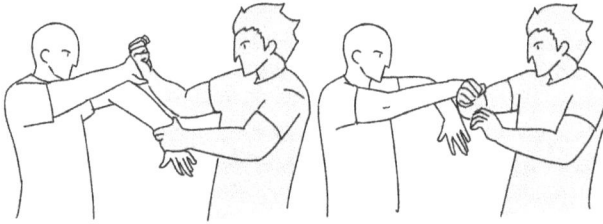

Al mismo tiempo, gira el otro brazo hacia arriba.

Tu compañero/a debe llevar la mano hacia arriba para tomarte del brazo.

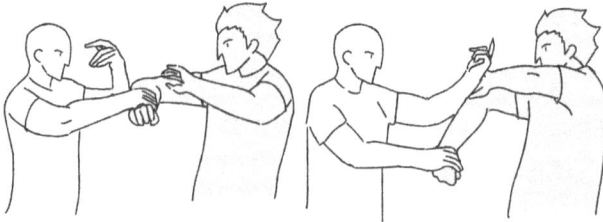

Luego él/ella bajará tu brazo. Repitan este proceso.

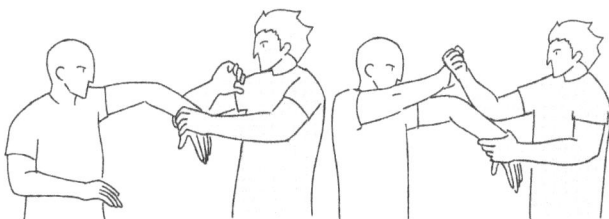

Para saber si estás haciendo bien el Bong Sau, intenta tocar a tu compañero. Si tu brazo no está firme o está demasiado derecho, él/ella será capaz de atacarte.

Si tu brazo está firme y en la posición correcta, podrás desviar la mano de tu compañero/a por encima de la cabeza.

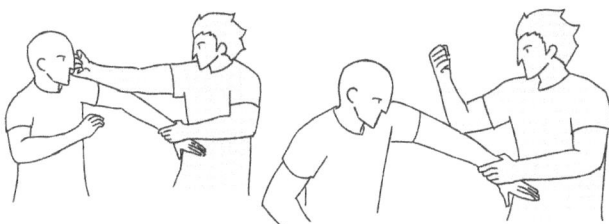

Si tu compañero/a te toma de la muñeca mientras jalas, la acción romperá su agarre.

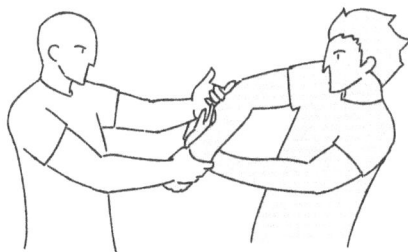

Ejercicio 24: Lap Sau

Practica el Lap Sau de ambos lados.

Lap Sau con cambio de lado

Una vez que te sientas a gusto con el Lap Sau de cada lado, puedes aprender a cambiar de lado de manera fluida.

Cuando tu compañero/a te sujete por la mano, gira la muñeca y sujeta la de él/ella.

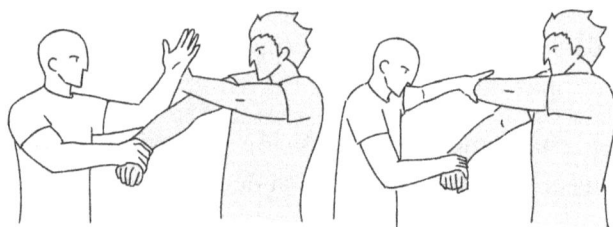

Jala su brazo y haz el Bong Sau por encima.

Cuando lo hagas, cambia la pierna delantera para hacer todo del mismo lado.

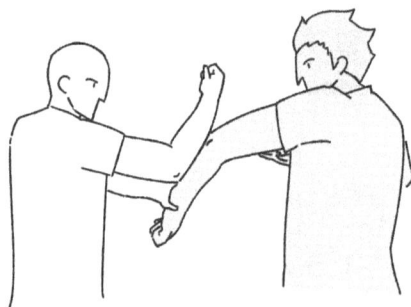

Continúa el Lap Sau de este nuevo lado.

Ejercicio 25: Lap Sau con cambio de lado

Practica el cambio de lado mientras haces el Lap Sau.

Lap Sau con bloqueo de brazo

Puedes aplicar el Lap Sau de muchas maneras en situaciones de pelea en la vida real.

Toma el brazo de tu oponente, tuércelo hacia abajo como en el Lap Sau y ubica el otro brazo por encima.

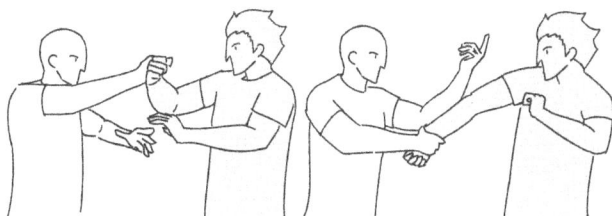

Ejerce presión sobre el codo de tu oponente para hacer un bloqueo de brazo básico.

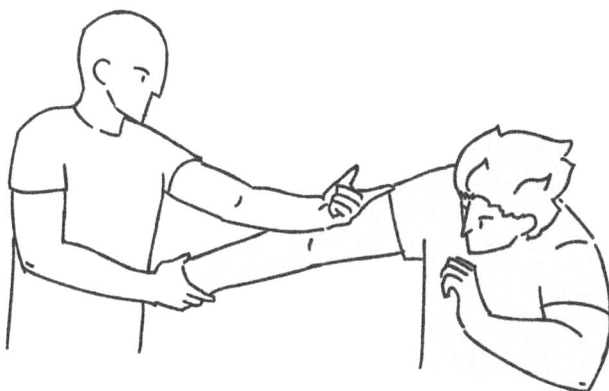

Ejercicio 26: Lap Sau con bloqueo de brazo

Practica usar el Lap Sau para aplicar un bloqueo de brazo básico.

Si tu compañero/a de sparring te sujeta antes de que apliques presión, usa el Lap Sau con cambio de lado para sujetar su brazo, jalar y ejercer presión sobre el otro brazo.

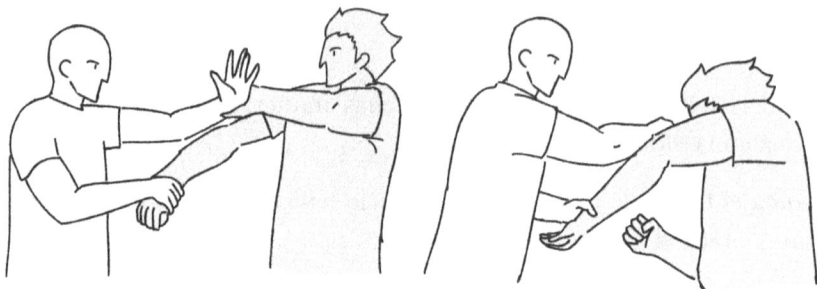

Ejercicio 27: Lap Sau con bloqueo de brazo 2

Cuando realices el bloqueo de brazo básico, haz que tu compañero/a te sujete por la cintura. Luego usa el Lap Sau con cambio de lado para bloquear su otro brazo.

Capítulos relacionados:

- Lección 9: Agarre
- Lección 13: Bong Sau
- Lección 42: Sparring

LECCIÓN 15: PREPARACIÓN DEL ANTEBRAZO

Esta práctica de preparación del antebrazo te ayudará a aumentar la tolerancia al dolor y hacer que tus movimientos sean más rápidos.

Comienza despacio, así no te lastimas.

Pon una mano detrás de la espalda. La otra mano debe ir en ángulo hacia un costado. Tu compañero/a debe hacer lo mismo. La mano y el brazo deben quedar en la misma línea, apuntando hacia abajo.

Gira con todo tu cuerpo. Los brazos de ambos deben encontrarse en el medio.

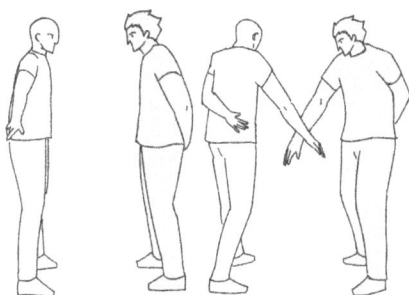

Usa el lado del hueso (externa) del antebrazo. El lado interno, más carnoso, te causará más dolor. La siguiente imagen muestra la forma incorrecta de hacerlo.

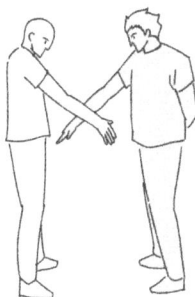

Luego lleva el brazo hacia el centro y hacia arriba, para que ambos brazos se encuentren.

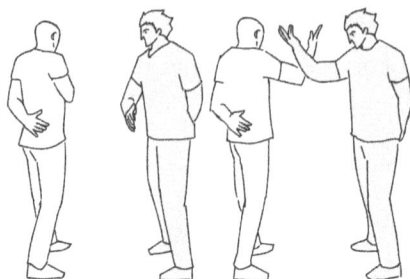

Hazlo por debajo de la misma manera.

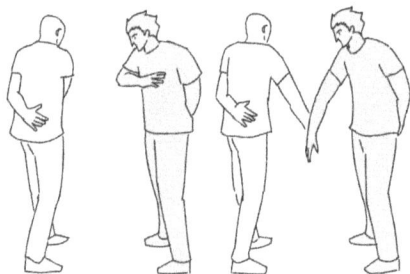

Gira el cuerpo para hacer lo mismo con el otro brazo.

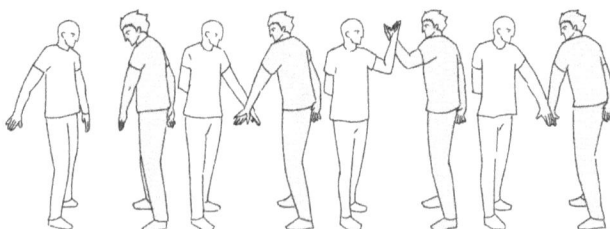

El patrón es el siguiente: giro, arriba, abajo, giro, arriba, abajo.

Ejercicio 28: Preparación del antebrazo

Haz la práctica de preparación del antebrazo.

Aumenta la velocidad y la fuerza cuando ambos se sientan cómodos.

LECCIÓN 16: EL GOLPE SECO

Esta lección presenta el movimiento de golpe seco para defenderse y atacar, muy útil para provocar dolor mientras te defiendes.

Los ejercicios incluidos en esta lección muestran de manera progresiva cómo posicionar bien el cuerpo, lo cual te permitirá prepararte para cualquier ataque.

Cuando tu oponente ataque con un golpe recto, dale un golpe seco en su brazo con el mismo lado del brazo que usamos en el ejercicio del antebrazo. Apunta a la muñeca de tu oponente para causar dolor.

Apenas lo hayas hecho, usa la otra mano para sujetar la muñeca de tu oponente.

Cuando la sujetes, da un paso adelante y dale otro golpe seco en el cuello.

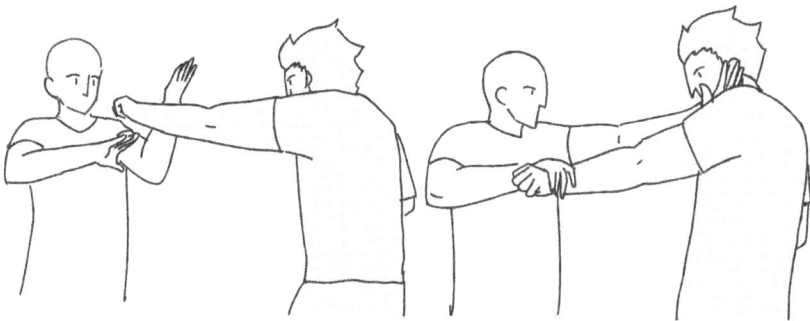

Ejercicio 29: Golpe seco de defensa y contraataque

Practica el golpe seco para defenderte y contraatacar.

Si tu oponente lanza otro golpe, da un paso atrás y usa el mismo brazo para defenderte.

Al ir hacia atrás, dale un golpe seco a tu oponente en el cuello con el otro brazo.

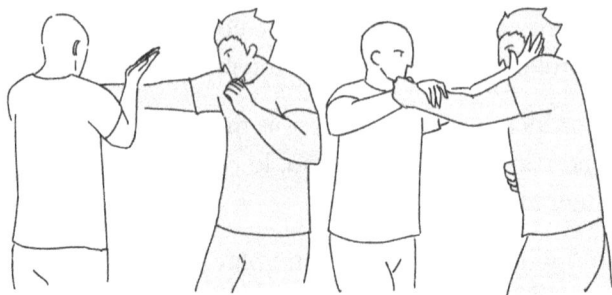

Ejercicio 30: Golpe seco de defensa y contraataque extendido

En este ejercicio, defiéndete contra el segundo ataque del ejercicio anterior.

Si tu oponente decide aplicar un uppercut, baja el codo para bloquear el movimiento.

Sal del medio o te golpearán. Si estás demasiado cerca, tampoco tendrás espacio para defenderte.

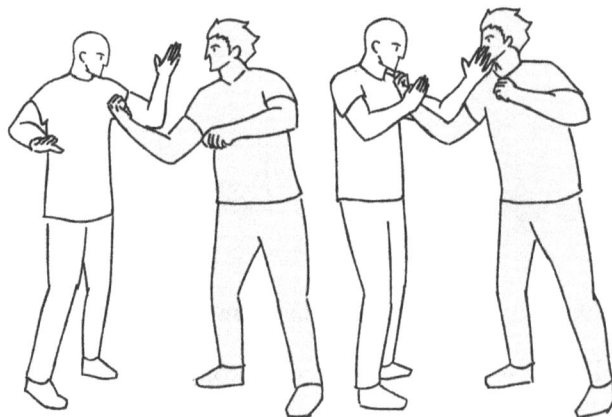

Ejercicio 31: Defensa y contraataque con uppercut

Añade la defensa con uppercut al ejercicio anterior.

Si tu oponente aplica un gancho, vuelve a aplicarle un golpe seco y luego ataca su línea central.

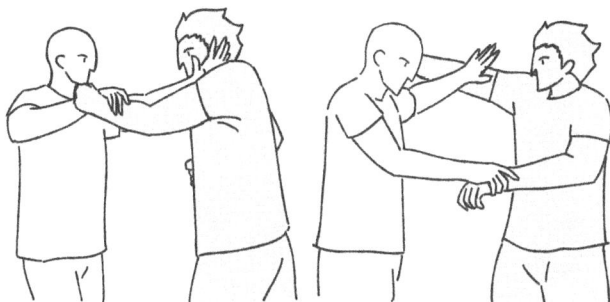

Ejercicio 32: Defensa y contraataque con gancho

Reemplaza el uppercut del ejercicio anterior por un gancho y defiéndete.

Ejercicio 33: Defensa y contraataque con uppercut y gancho alternados

Haz el movimiento de defensa y contraataque con golpe seco y luego alterna entre las defensas de gancho y de uppercut de manera aleatoria.

Práctica con almohadillas

Con una almohadilla puedes concentrarte en aplicar fuerza a tus técnicas sin lastimar a tu compañero/a de entrenamiento.

Cuando tu compañero/a golpee, defiéndete con un Tan Sau.

Trae la otra mano y sujeta la mano atacante de tu oponente. Sujétala con fuerza y jala hacia abajo. Sostenla bien fuerte; de lo contrario, él/ella podrá golpearte.

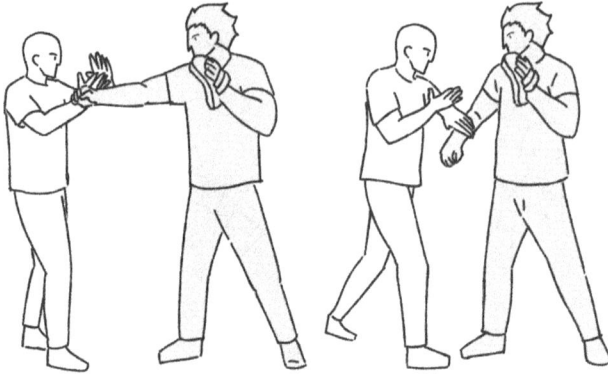

Golpea la almohadilla.

No intentes llevar el brazo hacia atrás para generar fuerza. Eso solo le da a tu oponente tiempo para atacarte. En cambio, usa la cintura. Es más rápido y más poderoso.

La imagen a la derecha muestra la forma incorrecta de hacerlo.

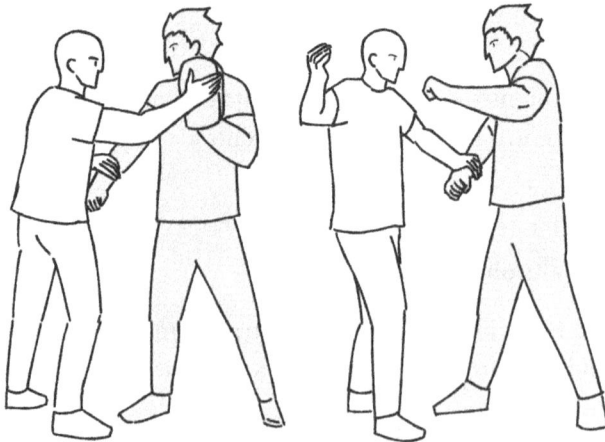

En la vida real, apunta al cuello de tu oponente.

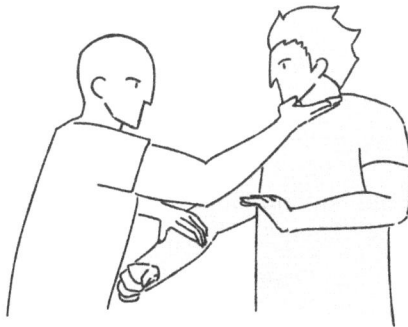

Ejercicio 34: Práctica con almohadillas

Practica el golpe sobre las almohadillas.

Capítulos relacionados:

- Lección 7: Tan Sau
- Lección 8: Contraataque
- Lección 12: Principio de la línea central

LECCIÓN 17: DEFENSA FRENTE A UN UPPERCUT

En la lección anterior hemos visto cómo defendernos frente a un uppercut con el codo. Aquí veremos una forma de defenderte frente a un uppercut con un golpe seco.

Cuando tu oponente tire un uppercut, dale un golpe seco en el brazo o la muñeca. Golpear la muñeca hará más daño, pero atacar cerca del codo facilitará el contraataque.

Usa todo tu cuerpo en el movimiento.

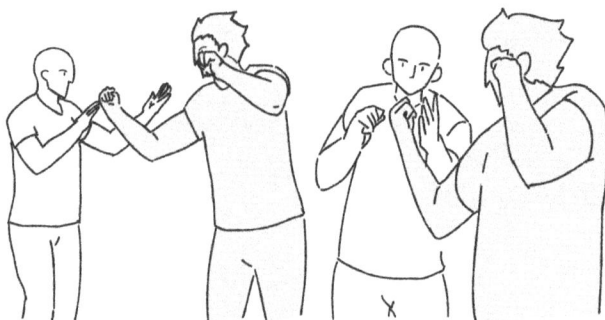

Ejercicio 35: Defensa frente a un uppercut

Practica defenderte contra un uppercut desde la izquierda y la derecha con el golpe seco. Usa la cintura. Después del golpe, contra-ataca sobre el cuello de tu oponente.

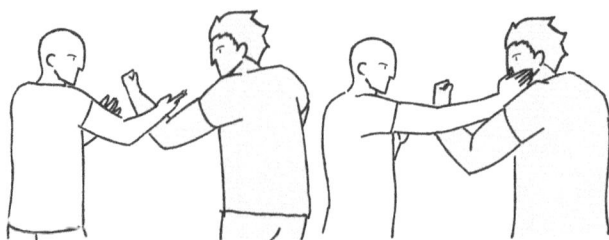

Ejercicio 36: Defensa y contraataque

Añade un contraataque después de defenderte frente a un uppercut.

Capítulos relacionados:

- Lección 8: Contraataque
- Lección 16: El golpe seco

LECCIÓN 18: TRIPLE DEFENSA

Esta lección te enseñará a combinar el Tan Sau, Pak Sau y el golpe seco para defenderte frente a ciertos ataques típicos de boxeo.

Este ejercicio es bueno para practicar el cambio de peso del cuerpo, ya que debes girar el cuerpo después de cada técnica.

Tu oponente da un golpe recto. Defiéndete con el Pak Sau.

Tu oponente tira un golpe cruzado. Defiéndete con el Pak Sau del lado contrario.

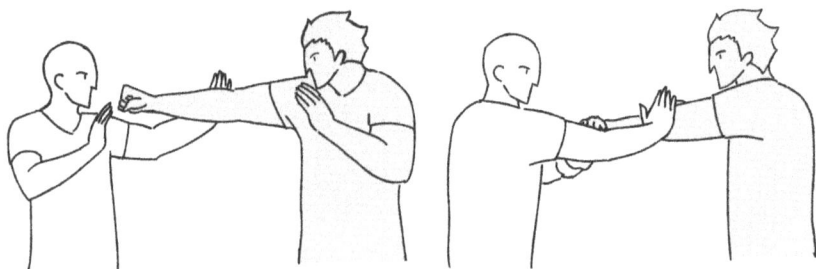

Tu oponente tira dos ganchos, uno a cada lado. Usa el Tan Sau para defenderte.

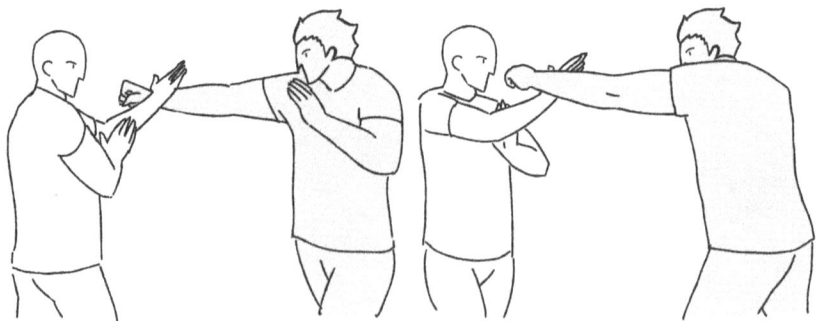

Finalmente, tu oponente aplica dos uppercuts. Frénalos con un golpe seco.

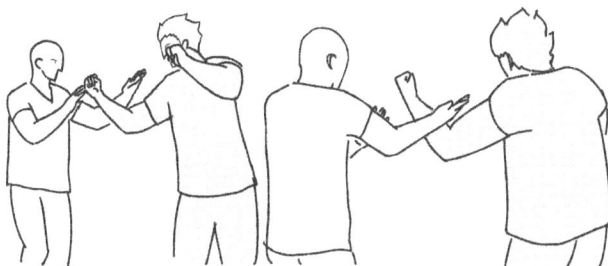

Ejercicio 37: Triple defensa

Practica defenderte frente a los seis ataques en orden.

Ejercicio 38: Triple defensa aleatoria

Dile a tu compañero/a que tire golpes directos, ganchos y uppercuts al azar. Defiéndete frente a cada golpe como corresponde, con o sin contraataques.

Capítulos relacionados:

- Lección 7: Tan Sau
- Lección 8: Contraataque
- Lección 10: Pak Sau
- Lección 16: El golpe seco

LECCIÓN 19: TRES TIPOS DE PATADAS

La patada con pisada, la patada lateral y la patada frontal son técnicas fundamentales de Wing Chun.

Esta lección te enseñará a hacer estas patadas básicas en el mismo lugar. Te ayudará a mejorar el equilibrio, la posición del cuerpo, la fuerza de piernas y la técnica.

Comienza desde la postura abierta y pasa a la posición de cambio de lado. Apoya cerca del 70% del peso de tu cuerpo sobre la pierna trasera.

Eleva la pierna trasera para que la rodilla quede paralela al piso. Haz que el pie apunte ligeramente hacia afuera mientras pateas hacia adelante.

En una pelea, la planta del pie es la que golpeará el objetivo. El objetivo será el muslo o la rodilla de tu oponente. No estires del todo la pierna; tampoco trabes la rodilla.

Esta es la patada con pisada.

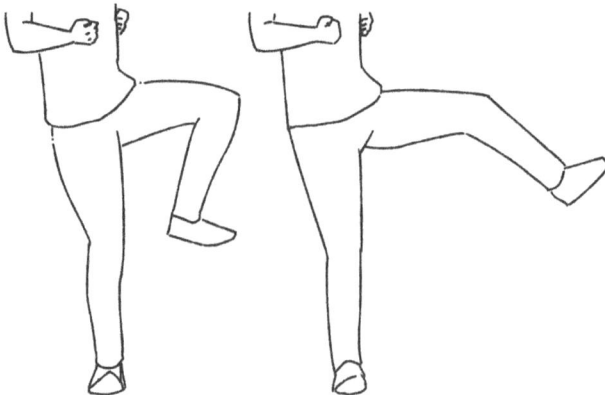

Trae la pierna de vuelta a la posición donde tu rodilla queda paralela al piso.

Inclina el pie levemente hacia adentro para hacer una patada lateral que golpee en la tibia, nuestro objetivo imaginario.

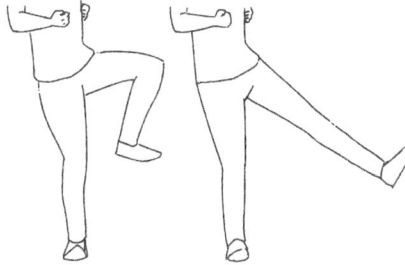

Trae la pierna de vuelta a la posición donde tu rodilla queda paralela al piso. Patea hacia adelante; esta es la patada frontal. En una pelea, tu objetivo será la barriga del oponente. Tu pie debe quedar en posición vertical.

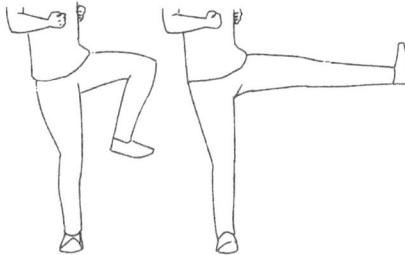

Vuelve la pierna hacia el centro y hacia el suelo. Una vez que lo hagas, adopta la postura abierta.

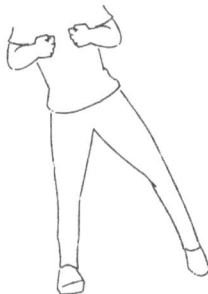

Gira al otro lado y repite las tres patadas con la otra pierna.

Por último, da tres patadas hacia el frente. No te pongas de lado.

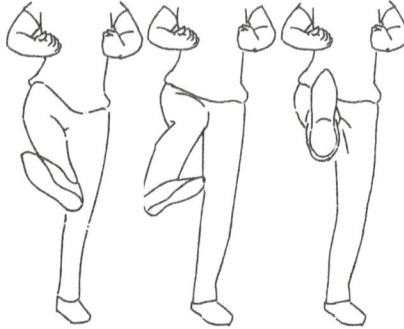

Ejercicio 39: Tres tipos de patadas

Practica las tres patadas. Al aumentar la velocidad, será más fácil mantener el equilibrio.

Aplicación de las tres patadas

En esta sección aplicaremos las tres patadas básicas.

También verás una técnica en la que usamos la misma mano para bloquear y agarrar en un movimiento fluido y haremos énfasis en tomar la distancia adecuada.

Cuando tu oponente golpee, usa una variación de Tan Sau en el que la palma de la mano mire hacia afuera. Así podrás sujetar el brazo de tu oponente mientras te defiendes.

Apenas bloquees el golpe, toma el brazo de tu oponente y aplica una patada con pisada sobre su tibia.

Esta patada debe ser bien rápida para lograr distraer a tu oponente y evitar que avance.

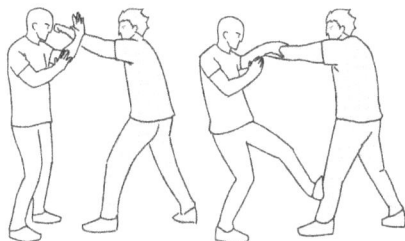

Lleva la pierna al medio y aplica una patada lateral al muslo de tu oponente.

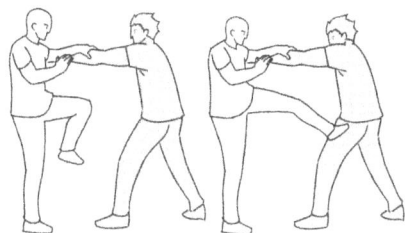

Lleva la pierna al medio una vez más y pega una patada frontal al torso de tu oponente, por debajo de la axila. Mientras lo haces, tráelo hacia adelante y patea hacia arriba.

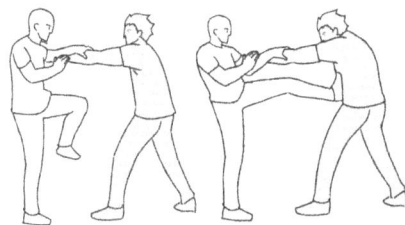

Si la distancia no es adecuada o pierdes la estabilidad mientras das las patadas, tendrás problemas, como errar tu objetivo o perder el equilibrio cuando tu oponente te empuja.

Ejercicio 40: Aplicación de las tres patadas

Practica las tres patadas en ambos lados del cuerpo.

La técnica de agarre es difícil de aplicar en una pelea de verdad, ya que requiere reflejos rápidos. Por el momento, hazlo despacio para hacer bien cada movimiento. Lo veremos más adelante con velocidad.

Capítulos relacionados:

- Lección 1: Postura abierta
- Lección 7: Tan Sau
- Lección 9: Agarre

LECCIÓN 20: PATADA LATERAL CON PASO

La patada lateral con paso es útil para atacar a un oponente a la altura de la rodilla o más abajo y acortar distancias. Combina la pisada básica con la patada lateral.

Comienza en posición de pelea y da unos pasos hacia adelante. Una vez listo, planta el pie trasero firmemente en el suelo para dar una patada lateral con la pierna delantera. Baja el pie al suelo y repite el proceso.

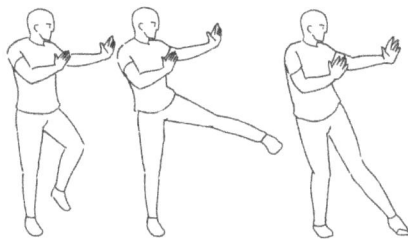

Haz esto un par de veces y luego cambia de lado para hacer la patada del otro lado. Así es como se ve desde el frente, para que veas cómo el cuerpo se alinea con las manos.

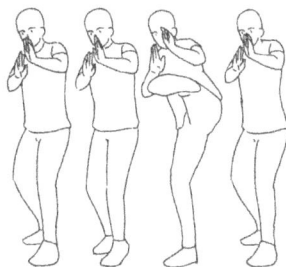

Ejercicio 41: Patada lateral con paso

Practica la patada lateral con paso a ambos lados del cuerpo. Da dos o tres pasos hacia adelante y luego patea.

LECCIÓN 21: GOLPES DE PUÑO

El golpe de puño es un ejercicio básico de Wing Chun que ayuda a aumentar la velocidad y mejorar reflejos, entender la línea del cuerpo, sujetar al oponente y cerrar distancias.

El ejercicio puede dividirse en cuatro movimientos: defensa, debajo, cubrir y puño.

Tu compañero/a te ataca. Defiéndete con el Pak Sau.

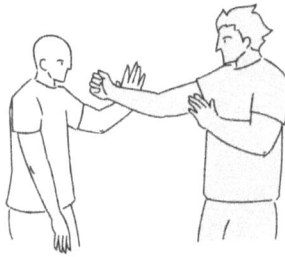

Ahora, lleva la otra mano por debajo del brazo de tu compañero/a para bloquearlo.

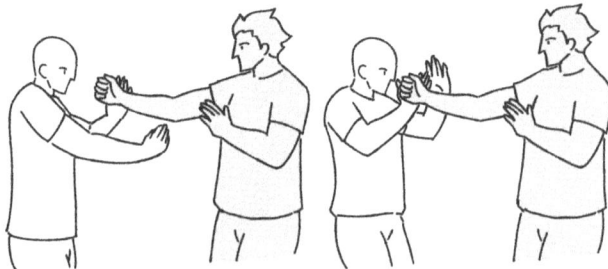

Usa la mano con la que aplicaste el Pak Sau para cubrir su brazo y bajarlo a la fuerza.

Da un golpe de puño. Ahora tu compañero/a usará el Pak Sau para defenderse.

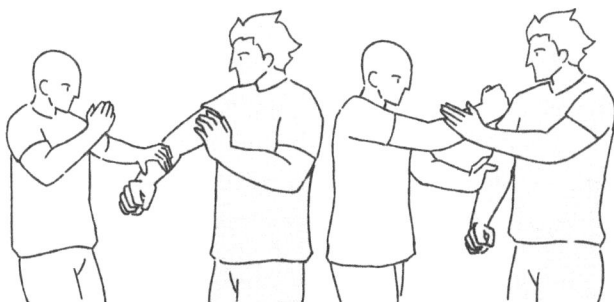

Repite esta rutina de defensa, debajo, cubrir y puño con tu compañero/a.

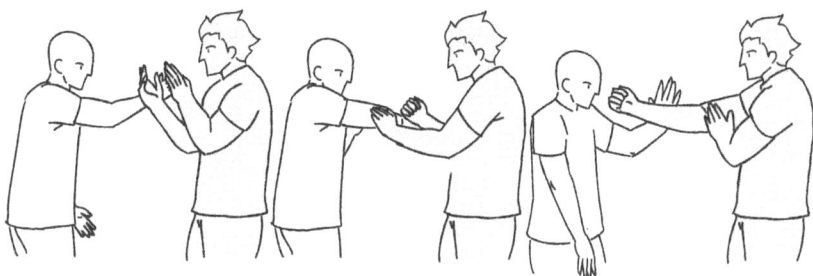

A pesar de que se lo presenta como cuatro movimientos separados, el ejercicio es fluido. No debe existir una pausa notable entre los movimientos. Deben fluir uno atrás del otro.

También tienes la opción de hacer los golpes de puño sin el Pak Sau. En este caso, usa el "debajo" como maniobra de defensa inicial.

Cuando practiques el ejercicio por primera vez, tienes que asegurarte de que estás listo. Cada vez que tu compañero/a ataque, debes estar listo para reaccionar. Con un poco de práctica, lo harás por instinto.

Ejercicio 42: Golpes de puño

Practica los golpes de puño de ambos lados.

Golpes de puño con cambio de lado

Una vez que te sientas a gusto con los golpes de puño a ambos lados del cuerpo, puedes cambiar de lado mientras haces el ejercicio, en vez de parar, cambiar de lado y volver a empezar. Así podrás moverte de izquierda a derecha (y viceversa) muy rápidamente.

El movimiento que necesitas para el cambio de lado puede dividirse en cuatro etapas: golpe seco, debajo, cubrir, puño. Al igual que con los golpes de puño, haz estos cuatro movimientos sin pausa entre medio.

Comienza haciendo los golpes de puño como siempre. Cuando estés listo para cambiar, dale un golpe seco a la mano de tu compañero/a, la que usaría para interceptar tu golpe.

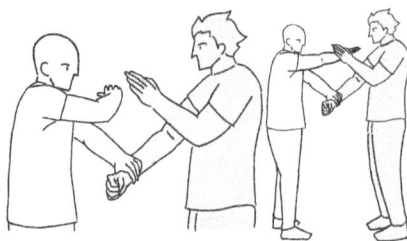

Ahora lleva la otra mano por debajo, por fuera de la mano de la otra persona.

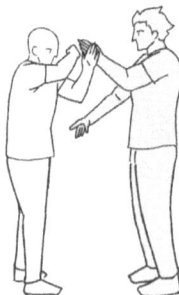

Cubre su mano con la mano que diste el golpe seco y luego dale un puñetazo.

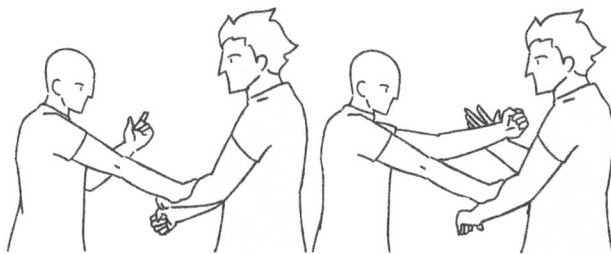

De aquí en más, continúa con el golpe de puño en el nuevo lado.

En una pelea de verdad, debes dar el golpe seco en el cuello de tu oponente.

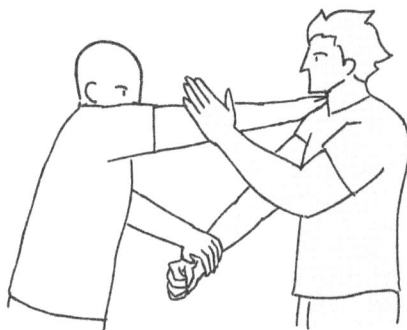

Ejercicio 43: Golpes de puño con cambio de lado

Practica los golpes de puño con este cambio.

Practica lo más que puedas. Tiene que surgir por instinto, así no tienes que pensar en lo que deben hacer tus manos. Además, tu mente podrá pensar en lo que se viene.

Capítulos relacionados:

- Lección 10: Pak Sau
- Lección 16: El golpe seco

LECCIÓN 22: ATRAPE

Atrapar al oponente es un concepto importante en el Wing Chun. Se trata de inmovilizar a tu oponente para evitar que ataque y se defienda y atacar al mismo tiempo. Muchas de las técnicas de defensa, las trabas, los agarres, la presión, etc. son consideradas formas de atrapar al oponente.

"Recibe lo que viene, acompaña lo que se va y continúa cuando la mano es liberada."

Yip Man.

Es importante destacar que en una pelea de verdad o en un sparring rápido los atrapes simples como la defensa, el agarre o el golpe son los que mejor funcionan.

Esta es una forma básica de atrapar las manos del oponente. Es un movimiento similar al golpe de puño que te ayudará a anticipar los movimientos de tu oponente.

Cuando tu oponente ataque, defiéndete con el Tan Sau. Al mismo tiempo, lleva la otra mano por arriba para bajar el brazo de tu oponente.

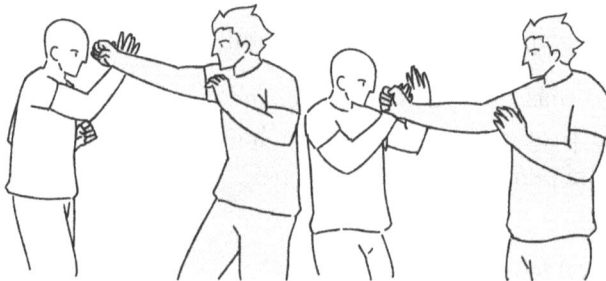

Una vez que bajes su brazo, golpea. Cuando golpees, tu oponente se defenderá.

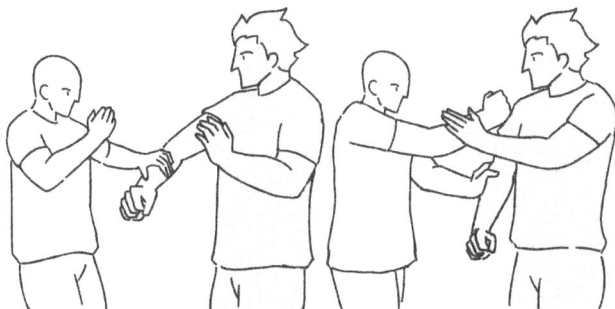

Cuando la mano de tu oponente toque la tuya, lleva la mano no atacante por encima y baja esa mano de tu oponente por encima de la otra. Ataca.

En el entrenamiento, ataca el cuerpo del oponente. En una pelea real, ataca su garganta.

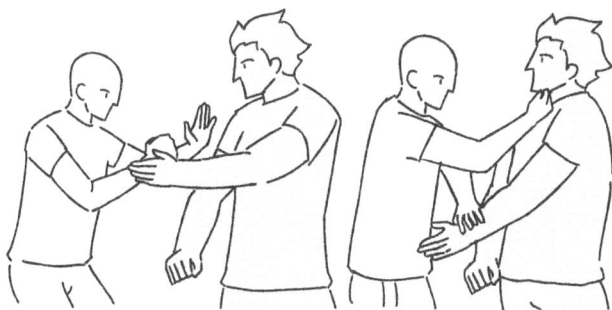

Mantén la distancia adecuada.

Al golpear, mantente erguido y genera fuerza desde la cintura. Si tu oponente se vuelve hacia atrás, síguelo y avanza hacia adelante; no te inclines hacia adelante, porque hará que pierdas estabilidad y poder.

Tu primer golpe será de carnada para tu oponente, para que intente defenderse y puedas atrapar su otra mano. No golpees a tu oponente la primera vez, porque pueden golpearte a ti también y terminarán intercambiando golpes.

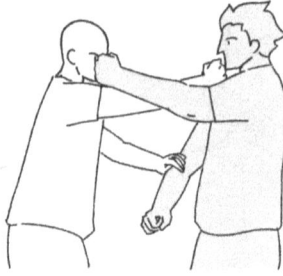

Ejercicio 44: Atrape

Practica este método para atrapar los dos brazos de tu oponente.

Problemas al atrapar

Sostén firmemente las manos de tu oponente. Aplica algo de fuerza al movimiento; de lo contrario, tu oponente podrá levantar los brazos para soltarse.

Si tu oponente logra levantar tus brazos, aplica un golpe de puño al estómago.

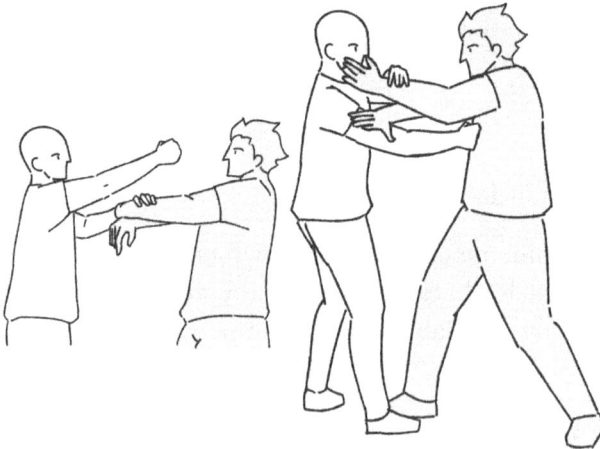

Si él/ella aplica un gancho, puedes defenderte y golpear.

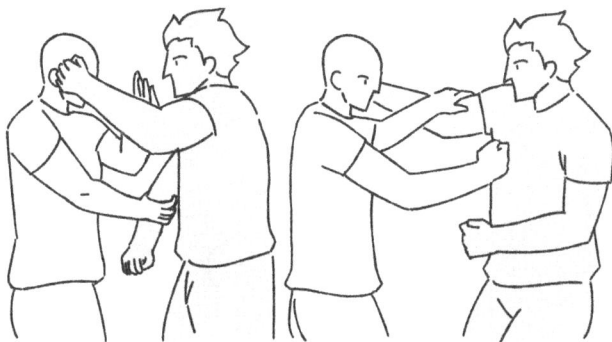

Ejercicio 45: Problemas al atrapar

Practica atrapar a tu oponente. Haz que tu compañero/a tire uno o dos ataques al azar para practicar la defensa.

Atrape con golpe múltiple

Una vez que te sientas a gusto con el método inicial para atrapar de esta lección, puedes incorporar más ataques como los golpes múltiples.

Atrapa y golpea al oponente como vimos anteriormente.

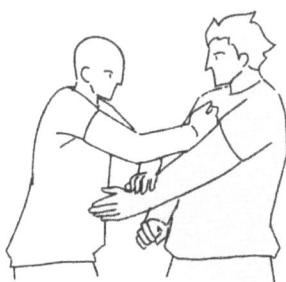

Baja la mano atacante para sostener los brazos de tu oponente mientras golpeas con la otra mano. Puedes seguir golpeando y alternando las manos de esta manera.

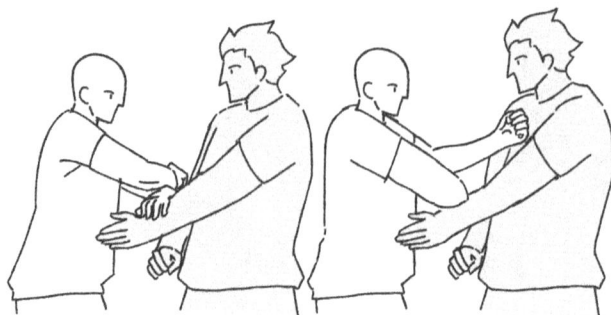

Después de cada golpe, tu oponente retrocederá un poco. Usa los pies para mantener tu distancia. No te inclines hacia adelante.

Ejercicio 46: Atrape con golpe múltiple

Atrapa los dos brazos de tu compañero/a y dale tres golpes.

Atrape con codo

Este movimiento reemplaza el golpe de puño con un codazo.

Atrapa las manos de tu oponente como en los ejercicios anteriores. Lleva tu codo hacia su pecho. Mantén el codo en línea y avanza con el cuerpo erguido. Genera fuerza con los pies. Empuja tu cuerpo con la fuerza del golpe.

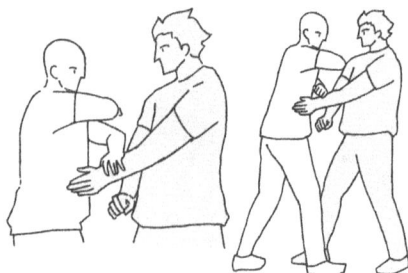

No te inclines hacia adelante ni intentes atacar muy alto; perderás fuerza y estabilidad.

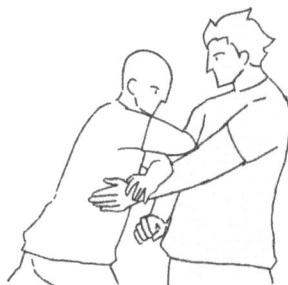

Ejercicio 47: Atrape con codo

Practica atrapar y atacar a tu oponente con el codo. No seas duro con tu compañero/a de entrenamiento. Incluso si él/ella están usando una almohadilla que cubra todo el cuerpo (y debería ser así), un codazo muy fuerte puede hacerle daño.

Atrape con almohadillas

Cuando practiques con almohadillas de mano podrás usar más fuerza que cuando usas almohadillas para el cuerpo. Sin embargo, solo podrás atrapar una mano.

Si atacas con el codo, haz que tu compañero/a sostenga la almohadilla firmemente. De lo contrario, puedes fallar y golpearlo en el pecho. Hazlo despacio al principio.

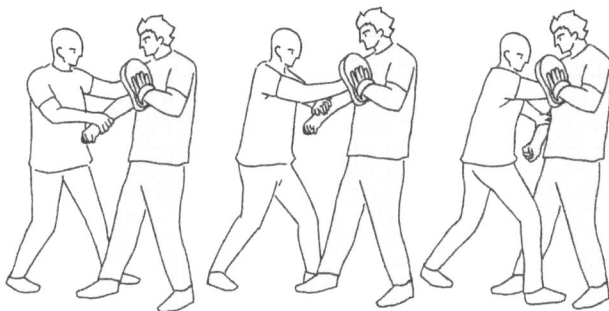

Ejercicio 48: Atrape con almohadillas

Practica atrapar y atacar con almohadillas de mano.

Capítulos relacionados:

- Lección 7: Tan Sau
- Lección 9: Agarre
- Lección 42: Sparring

LECCIÓN 23: ESCAPE FRENTE A UN AGARRE DE MUÑECA

Este ejercicio te enseñará un escape básico frente a un agarre de muñeca. El atrape anterior se usa como situación, pero también sienta las bases para las distintas formas de huir de las manos de alguien en ciertos casos.

Comienza con el atrape explicado anteriormente. Al ir por el segundo golpe, descubres que tu oponente te sujeta por la muñeca tan fuerte que no puedes escapar fácilmente.

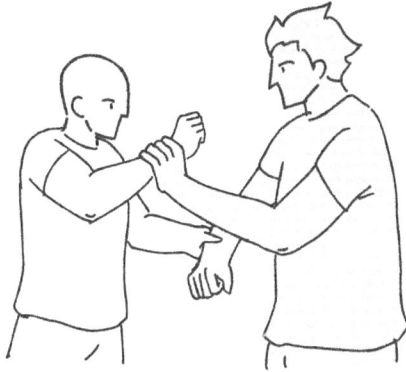

Reacciona rápido. Levanta el codo de forma paralela al suelo y llévalo hacia adelante, en dirección a tu oponente.

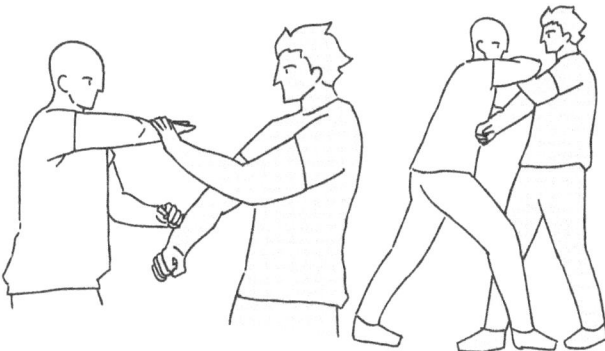

Si el agarre del oponente es tan fuerte que no puedes alzar el codo, solo levanta tu mano un poco y golpea la parte interior de su antebrazo para romper el agarre y atacar. Esto funciona porque estás forzando tu brazo en la parte más débil del agarre de tu oponente, donde se encuentran el pulgar y el resto de los dedos.

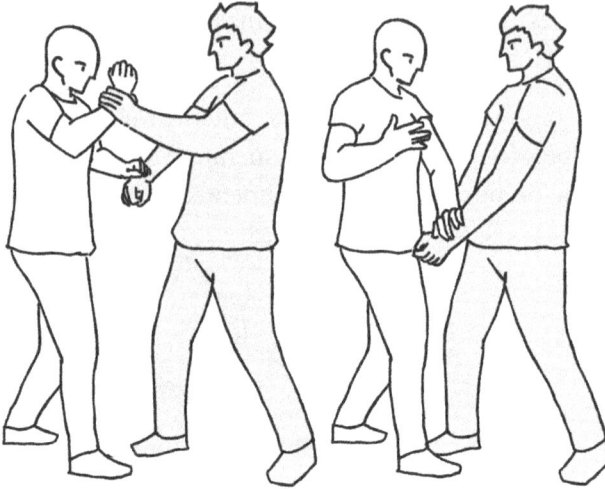

Ejercicio 49: Escape frente a un agarre de muñeca

Practica los diferentes tipos de escape.

Capítulos relacionados:

- Lección 9: Agarre
- Lección 22: Atrape

LECCIÓN 24: CAMBIO ENTRE GOLPE DE PUÑO Y LAP SAU

En esta lección aprenderás a cambiar entre el golpe de puño y el Lap Sau.

De golpe de puño a Lap Sau

Comienza con el golpe de puño.

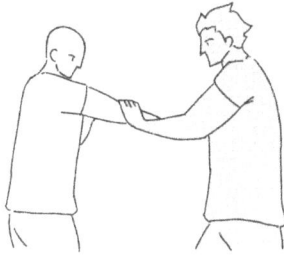

Cuando estés listo, bloquea el golpe de tu compañero/a y pasa al Lap Sau.

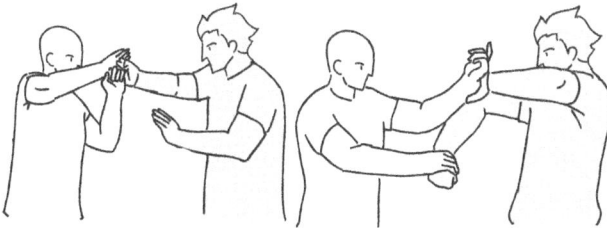

De Lap Sau a golpe de puño

Cuando bajes la mano de tu compañero/a, usa tu otra mano para sujetarla.

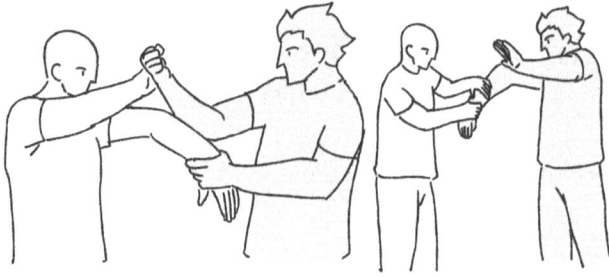

Mientras la sujetas, da un golpe.

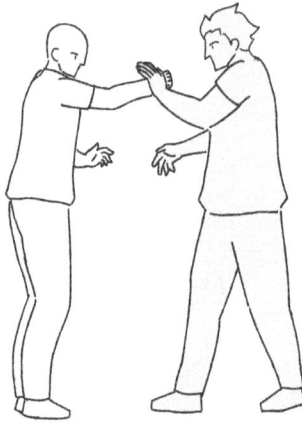

Ejercicio 50: Cambio entre golpe de puño y Lap Sau

Practica intercambiar entre el golpe de puño y el Lap Sau.

Cuando te sientas listo, comienza a cambiar de lado en cada ejercicio por separado.

Capítulos relacionados:

- Lección 14: Práctica de Lap Sau

LECCIÓN 25: KAU SAU

El Kau Sau (la mano que detiene) es otra posición de manos del Wing Chun. Es una combinación de Fut Sau (bajo) y Tan Sau o Pak Sau (alto). Aquí lo veremos con Pak Sau.

El Fut Sau (palma y brazo hacia afuera) va hacia arriba y hacia afuera desde el centro del cuerpo. En esta demostración se hace de lado para defenderse frente a un ataque. El Pak Sau y el Fut Sau se hacen juntos: el Pak Sau hacia afuera y el Fut Sau desde el centro.

Usar el Kau Sau, como se muestra aquí, requiere mover todo el cuerpo. Comienza en la postura abierta con las manos arriba. Lleva una mano hacia abajo y rota la otra hacia adentro.

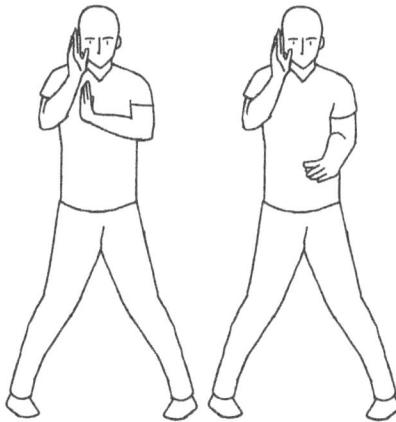

Cambia de lado para girar el cuerpo al lado de tu mano inferior. Tu mano superior debe quedar en línea y no muy cerca del rostro, pues necesita espacio para frenar el golpe.

La idea es que la mano superior proteja la parte superior de tu torso y que la mano inferior proteja la parte inferior.

Después inclina la mano superior hacia abajo y la mano inferior hacia arriba.

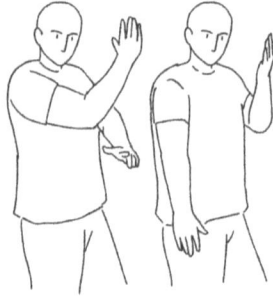

Gira el cuerpo hacia el otro lado. Tu cuerpo debe estar firme para evitar que los ataques te lleguen. Debes mantener la estabilidad y los brazos deben quedar firmes en su lugar.

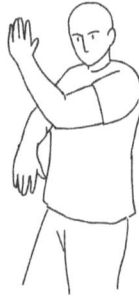

Haz el cambio de mano y el movimiento del cuerpo al mismo tiempo. Es el movimiento de todo el cuerpo, y no solo del brazo, lo que genera la fuerza detrás de tus movimientos.

Ejercicio 51: Kau Sau

Practica esta versión del Kau Sau de izquierda a derecha y viceversa.

Capítulos relacionados:

- Lección 1: Postura abierta
- Lección 7: Tan Sau
- Lección 10: Pak Sau

LECCIÓN 26: DEFENSA FRENTE A PATADA LATERAL

Esta lección te mostrará cómo usar el brazo inferior del Kau Sau para defenderte frente a una patada lateral al estómago.

Cuando tu oponente te dé una patada lateral al estómago, da un paso atrás y usa el Fut Sau para golpear su pierna inferior.

Asegúrate de girar tu cuerpo hacia un costado; de lo contrario, te golpearán. Dar un paso atrás te ayudará a absorber el impacto.

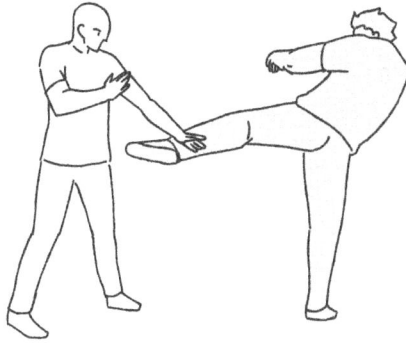

Puedes aplicar el golpe seco en cualquier lado de la pierna, pero golpear la parte trasera de la pantorrilla le provocará más dolor a tu oponente.

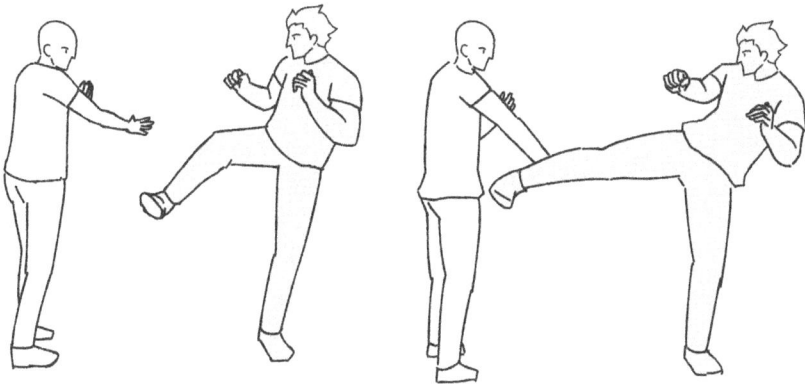

Ejercicio 52: Defensa frente a patada lateral

Practica defenderte frente a las patadas laterales con Fut Sau. Da un paso atrás en cada patada para poder practicar de ambos lados.

Una vez que hayas interceptado la patada, tal vez quedes del lado externo de la guardia de tu oponente. Es el momento perfecto para atacar.

Capítulos relacionados:

- Lección 16: El golpe seco
- Lección 25: Kau Sau

LECCIÓN 27: DEFENSA FRENTE A PATADA CIRCULAR

Esta lección te muestra cómo usar el movimiento Pak Sau del Kau Sau para defenderte frente a una patada circular.

Cuando tu oponente te patee, presiona el codo o el antebrazo contra su pierna inferior. Mantén los pies firmes en el suelo para estabilidad y gira el cuerpo para evitar el golpe.

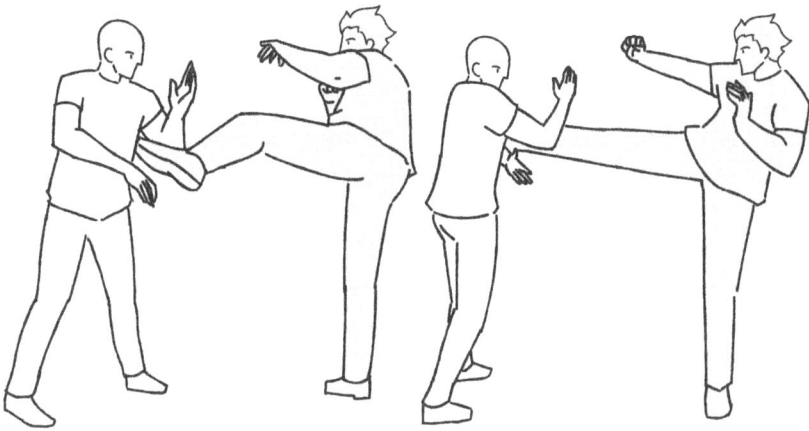

Puedes ir con el codo a cualquier lugar de la pierna inferior de tu oponente, pero golpear en el talón le causará más daño.

Ejercicio 53: Defensa ante patada circular

Practica defenderte frente a la patada circular con esta modificación del Pak Sau.

Da un paso atrás en cada patada para practicar de ambos lados.

Capítulos relacionados:

- Lección 10: Pak Sau
- Lección 25: Kau Sau

LECCIÓN 28: GUM SAU

El Gum Sau (la mano que presiona) es una gran técnica de defensa que puedes usar ante cualquier tipo de ataque elevado como los uppercuts y las patadas.

Esta lección te enseñará a usar el Gum Sau para defenderte frente a una patada frontal.

Cuando tu oponente patee, da un paso atrás y gírate para atacar en ángulo, llevando el costado de la palma de tu mano contra su talón. En el entrenamiento, apunta a la tibia.

Haz los movimientos con fuerza. Si tocas apenas a tu oponente, como en la imagen de la derecha, él/ella te lastimará.

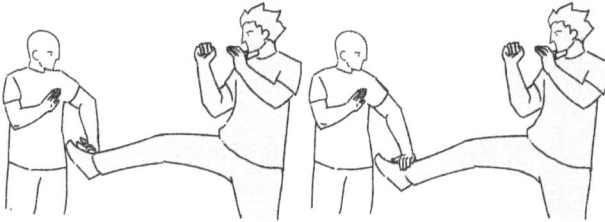

Gira el cuerpo para no quedar en el medio y para estar en línea para contraatacar.

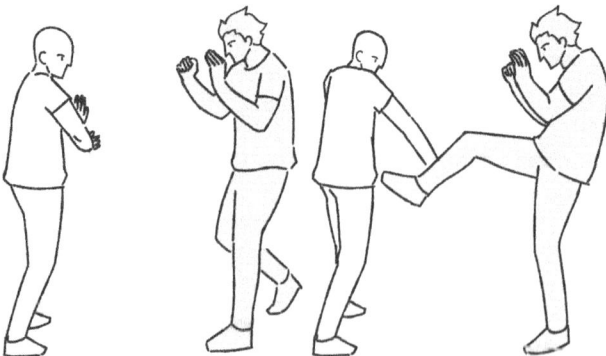

Ejercicio 54: Defensa frente a una patada frontal

Practica usar el Gum Sau para defenderte frente a una patada frontal. Da un paso atrás en cada patada para practicar de ambos lados.

Ejercicio 55: Defensa frente a patadas al azar

Practica defendiéndote frente a patadas laterales, frontales y circulares al azar.

LECCIÓN 29: PRÁCTICA CON GOLPE DE CODO

Esta es otra práctica de Wing Chun que te ayudará a mejorar el tiempo de reacción, la memoria muscular, etcétera.

Tu compañero/a se acerca para darte un codazo. Da un paso atrás y usa la mano para defenderte. Echarte hacia atrás ayudará a absorber el golpe. Si no das un paso atrás, es muy probable que resultes lastimado.

Ahora lleva tu otra mano hacia arriba.

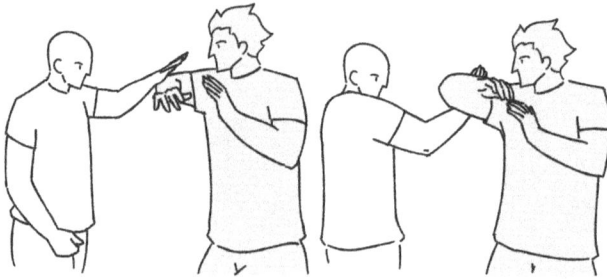

Usa la primera mano para sujetar el codo de tu oponente hacia abajo.

Da un paso adelante y dale un codazo. No te inclines hacia adelante. Mantente erguido y usa todo el cuerpo para generar fuerza.

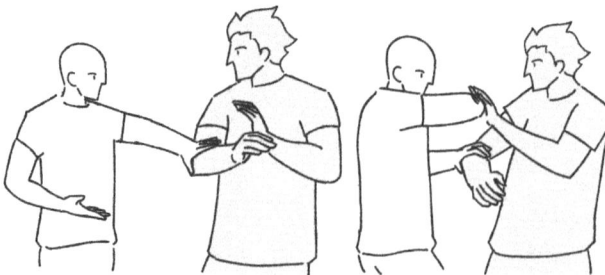

Cuando te acerques, tu compañero/a dará un paso atrás y se defenderá. Continúen este ida y vuelta.

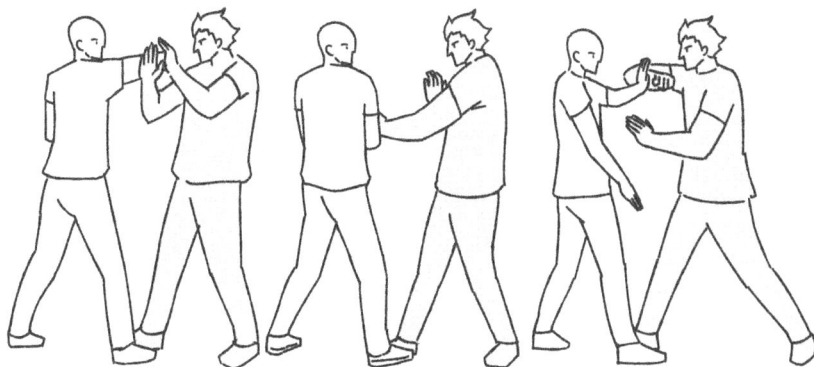

Ejercicio 56: Práctica con golpe de codo

Practica con el golpe de codo de ambos lados.

Práctica con golpe de codo y cambio de lado

En esta sección verás cómo cambiar de lado mientras haces los golpes de codo. Usarás un método similar al de cambio de lado mientras das golpes de puño.

Cuando sujetes el brazo de tu oponente hacia abajo, en lugar de devolver el golpe con un codazo, usa un golpe seco.

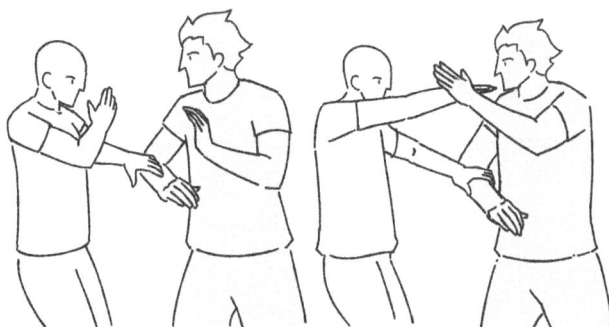

Ahora lleva tu otra mano desde abajo para cambiar de lado. Cambia la pierna delantera al mismo tiempo.

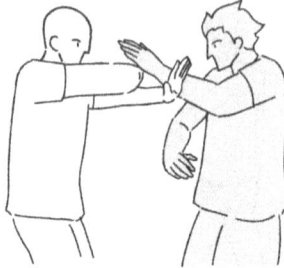

Baja el brazo de tu oponente y dale un codazo.

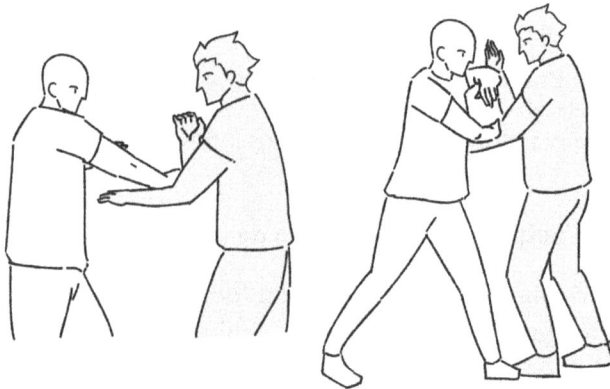

Ejercicio 57: Práctica con golpe de codo y cambio de lado

Practica los golpes de codo e incorpora los movimientos para cambiar de lado.

Capítulos relacionados:

- Lección 21: Golpes de puño

LECCIÓN 30: INTERCEPTAR PATADAS

Interceptar es un concepto importante en el Wing Chun. Al interceptar, usas un ataque para defenderte. De hecho, gran parte de las otras artes marciales usan bloqueos, pero en el Wing Chun se intercepta.

Esta lección te mostrará a interceptar varios ataques o avances con diferentes patadas.

La patada que usarás dependerá de la distancia y la forma de ataque de tu oponente.

Intercepta una patada con pisada

La patada con pisada puede usarse para detener una patada baja circular estilo Muay Thai.

Cuando la patada venga hacia ti, usa la planta del pie para interceptarla en la tibia.

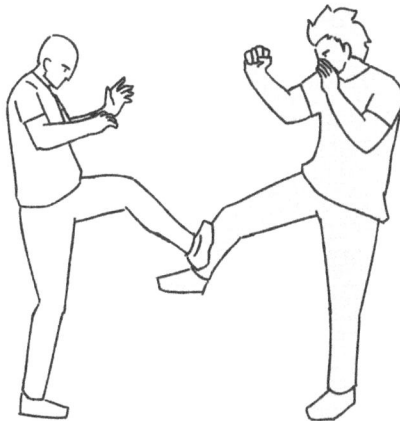

Mantén el cuerpo recto e inclínate un poco hacia adelante al patear.

Si te inclinas hacia atrás, tu oponente podrá empujarte, como en la imagen de la izquierda. Inclinarte hacia adelante hará que sea más fácil continuar.

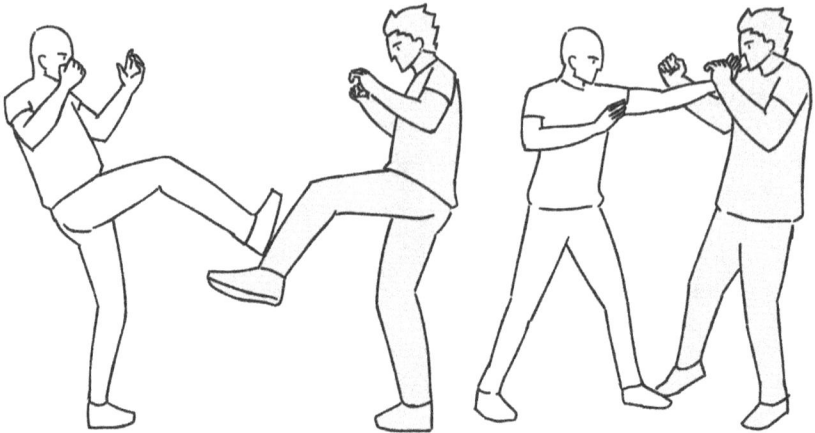

Si estás demasiado cerca de tu oponente la patada no servirá, pues no tendrás el espacio suficiente para hacer los movimientos.

Ejercicio 58: Interceptar con patada con pisada

Practica interceptar la patada circular con una patada con pisada. Mantén la distancia suficiente para interceptar correctamente y a tiempo.

Interceptar con patada lateral

La patada lateral es útil para interceptar los avances de un oponente.

Cuando tu oponente quiera golpearte, él/ella debe venir hacia ti. Para poder hacer esto, tiene que mover su pierna primero.

Da una patada lateral a la tibia o la rodilla de tu oponente a medida que avanza. Es una patada rápida para detener sus avances, no un movimiento final.

Cuando interceptes la pierna de tu oponente, quedarás fuera del alcance del golpe que acompaña su ataque, pero puedes bloquear el brazo de tu oponente si lo deseas.

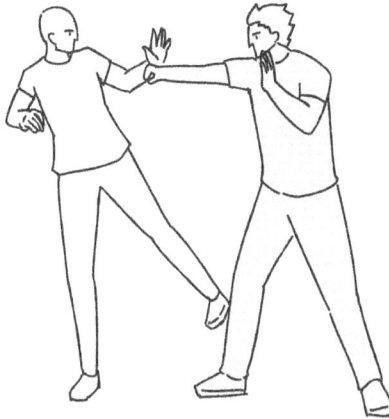

Ejercicio 59: Interceptar con patada lateral

Practica usar la patada lateral para interceptar los avances de tu oponente.

LECCIÓN 31: DEFENSA FRENTE A PATADAS ALTAS Y BAJAS

Este ejercicio emplea la patada para interceptar y el Pak Sau modificado de la lección 27 (defensa con patada circular) para defenderte frente a una combinación de patada alta y baja, una de las más comunes entre los luchadores de Muay Thai.

Es una buena ilustración del concepto de la economía de movimiento:

- Cuando te ataquen de la cintura hacia abajo, defiéndete con las piernas y los pies.
- Cuando te ataquen de la cintura hacia arriba, defiéndete con las manos.

Cuando estés cerca de tu oponente, él/ella no tendrá espacio para dar una patada alta. Si tu oponente quiere patear, tendrá que hacerlo por abajo. Intercepta con una patada con pisada y luego da un paso atrás.

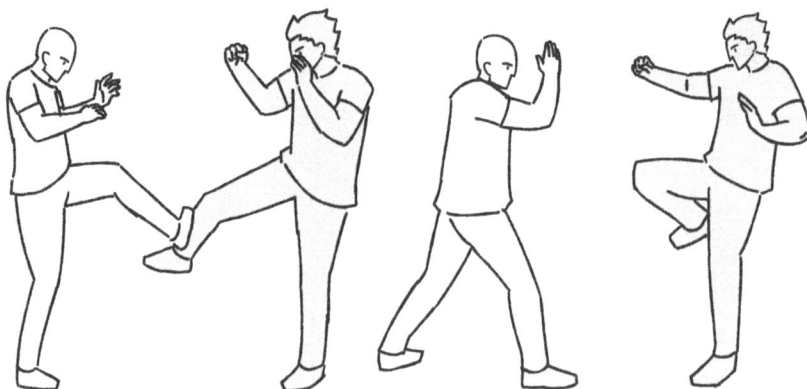

Dar un paso atrás crea la distancia que tu oponente necesita para dar una patada alta.

Cuando tu oponente dé otra patada, usa el Pak Sau modificado de la lección 27 (defensa con patada circular) para defenderte.

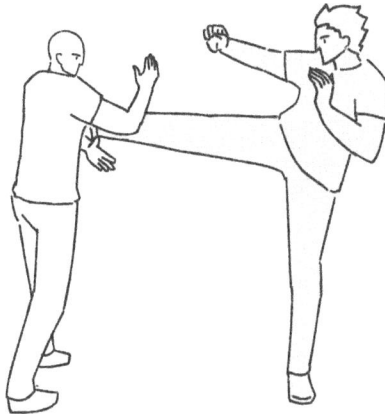

Ejercicio 60: Defensa frente a patadas altas y bajas

Practica la defensa frente a la patada alta y baja en ambos lados del cuerpo.

Capítulos relacionados:

- Lección 10: Pak Sau

LECCIÓN 32: INTERCAMBIO DE GOLPES DE PUÑO Y CODO

Esta lección te mostrará cómo asociar el golpe de puño con el golpe de codo.

Golpe de puño a golpe de codo

Comienza con el golpe de puño. Da un golpe seco para cambiar de lado y sal por debajo con la otra mano.

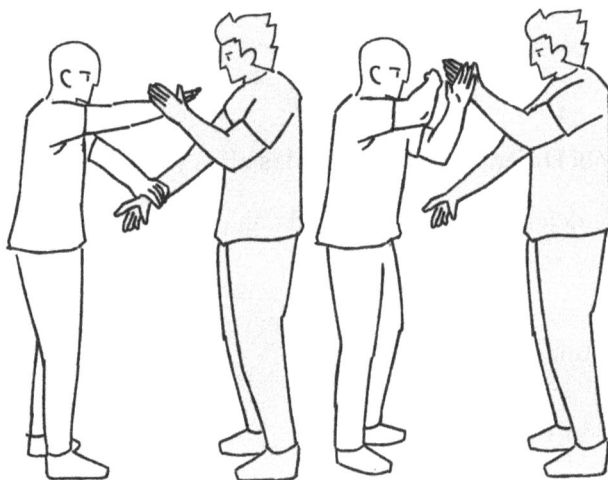

Sujeta hacia abajo el brazo de tu oponente y luego dale un codazo.

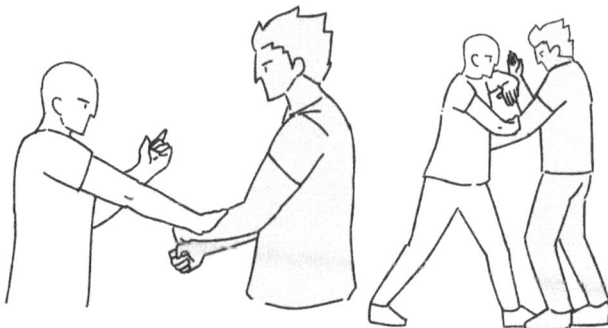

Golpe de codo a golpe de puño

Cuando des el golpe seco para cambiar de movimiento, pasa la otra mano por debajo.

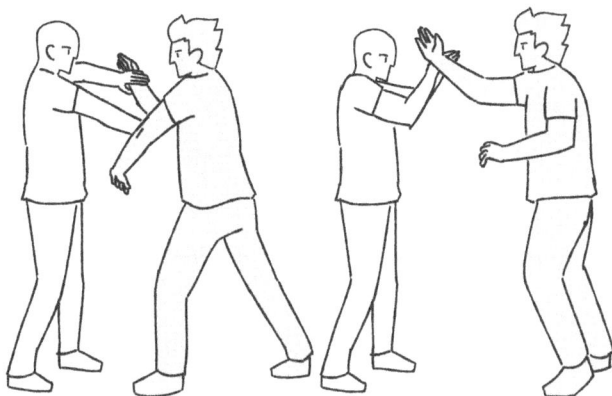

Sujeta el brazo de tu oponente y golpea con el puño.

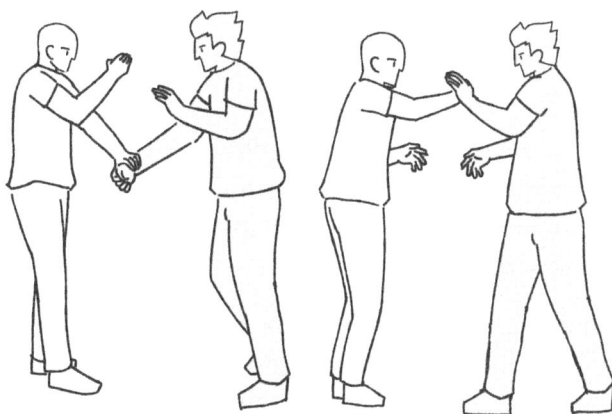

Ejercicio 61: Intercambio de golpes de puño y codo

Practica cambiando entre el golpe de puño y el golpe de codo.

Cuando te sientas bien con el intercambio, añade el cambio de lado en cada uno de los ejercicios por separado.

Ejercicio 62: Tres ejercicios

Muévete entre el Lap Sau, el golpe de puño y el golpe de codo.

Comienza con el golpe de puño. Cambia de lado un par de veces y luego pasa al Lap Sau.

Cambia de lado un par de veces durante el Lap Sau y luego vuelve al golpe de puño.

Cuando estés listo, cambia al golpe de codo y de vuelta al golpe de puño.

Cambia de lado durante cada uno de los ejercicios cuando tú quieras.

Una vez que domines estos tres movimientos, no tendrás que pensar mientras los haces. Simplemente sentirás el movimiento y reaccionarás de manera apropiada.

Bonus: Chi Sao Básico

Otro ejercicio que puede agregarse es el Chi Sao (las manos pegajosas).

El Chi Sao es un ejercicio avanzado de Wing Chun que sirve para mejorar la sensibilidad al golpe y aprovechar la energía que fluye (chi/ki). También aumenta el equilibrio del cuerpo y promueve la soltura de los brazos y el cuerpo.

No entraremos en demasiados detalles sobre el Chi Sao en este libro y tampoco estará incluido en el cronograma de entrenamiento. Como bonus, encontrarás aquí abajo unos capítulos de How to Do Chi Sao [Cómo hacer Chi Sao] de Sam Fury. Estos capítulos te darán todo lo que necesitas para aprender a hacer el ejercicio básico de Chi Sao.

www.SFNonfictionBooks.com/es/Como-Hacer-Chi-Sao

∿

Posición de las manos

En el Chi Sao hay tres tipos principales de posición de manos. Ellos son el Tan Sao (o Tan Sau - bloqueo con palma hacia arriba), el Bong Sau (o Bon Sao - bloqueo de ala) y el Fook Sao (o Fok Sao/Fuk Sao - bloqueo con brazo en puente).

Practica cada una de estas posiciones de manos por separado y cambia entre una y otra.

Tan Sao

El Tan Sao limita la capacidad del oponente de atacar directamente. Lleva la mano hacia adelante desde el centro del cuerpo, en un movimiento ligeramente ascendente.

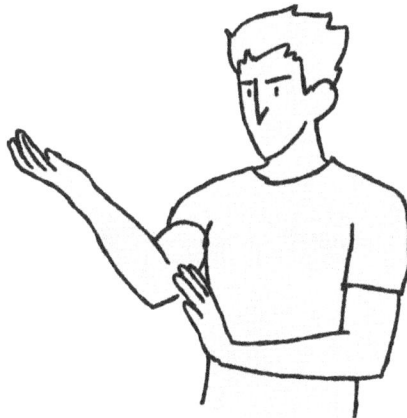

Ten en cuenta lo siguiente:

- La palma de tu mano debe estar abierta, apenas recta y mirando hacia arriba.
- El codo debe estar flexionado en un ángulo de aproximadamente 30 grados.
- Todo el brazo debe estar inclinado ligeramente hacia tu línea central.

Bong Sau

El Bong Sau se usa para desviar el ataque de un oponente hacia una posición neutral. Es mejor emplear este movimiento cuando ya estás en contacto con el brazo del oponente.

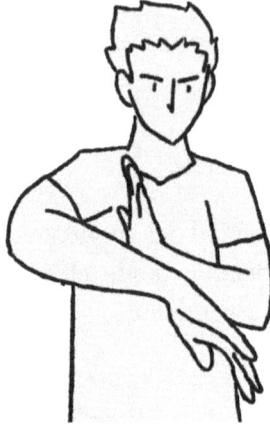

Ten en cuenta lo siguiente:

- El codo debe apuntar hacia afuera y ligeramente inclinado hacia tu cuerpo.
- El antebrazo debe formar un ángulo de 45 grados hacia abajo en dirección a tu línea central.
- El antebrazo también debe formar un ángulo de 45 grados hacia adelante.
- La muñeca debe estar en tu línea central.
- El codo debe quedar más arriba de la muñeca.
- La mano y los dedos deben apuntar en la misma dirección que tu antebrazo.
- El brazo superior debe quedar en línea recta, apuntando al frente.
- El codo debe formar un ángulo un poco mayor de 90 grados.

Fook Sao

En esta posición de defensa debes ubicar el brazo por encima del brazo de tu oponente. La posición exacta debe ajustarse a la situación, y suele describirse como alta o baja.

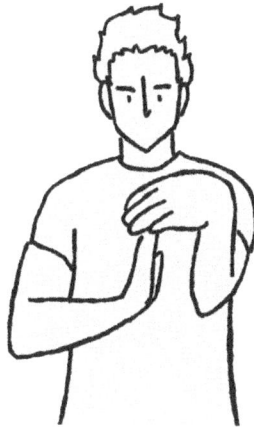

Ten en cuenta lo siguiente:

- El codo debe quedar a entre 6 y 8 pulgadas (15-20 cm) de tu cuerpo, en ángulo hacia el centro de tu cuerpo.
- El antebrazo debe quedar en ángulo, con la mano abierta y los dedos en forma de gancho, mirando hacia la muñeca.

Dan Chi Sao

Los movimientos en este ejercicio no deben aplicarse con la intención de atacar. Tienen el propósito de enseñar la sensación del movimiento y deben hacerse con delicadeza.

Contrario a lo que su nombre indica, no son las manos, sino los antebrazos, los que se "pegan". Los antebrazos quedan juntos a lo largo de todo el ejercicio.

El brazo derecho del primer oponente está en Tan Sao. El segundo oponente adopta el Fook Sao, con el brazo izquierdo sobre el brazo del primer oponente. Luego hace presión con el codo hacia a su línea central. Ambos ejercen una ligera presión hacia adelante.

En un solo movimiento, el primer oponente usa Tan Sao para mover de la línea central al brazo izquierdo del segundo oponente y luego intenta atacar con la misma mano.

El segundo oponente se defiende llevando el codo hacia abajo y hacia adentro.

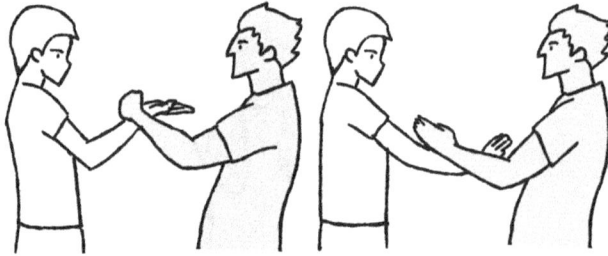

El segundo oponente intenta golpear el rostro del primero. Este se defiende con un Bong Sao. Ambos regresan a la posición inicial y repiten el ejercicio.

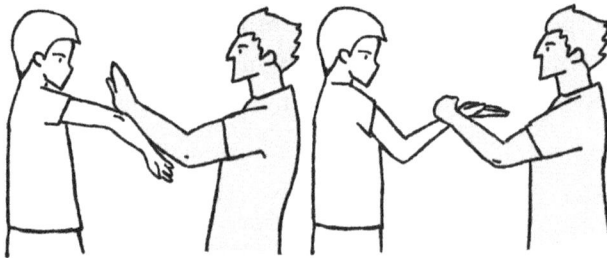

Doble Dan Chi Sao

Este movimiento es igual al Dan Chi Sao, pero con la mano libre del primer oponente en una posición Fook Sao baja por encima del Tan Sao del segundo oponente.

Esta posición no cambia, pero el primer oponente aplica el Dan Chi Sao regular con la otra mano.

Al final de una ronda completa, cambia de brazo. Practica hasta que puedas cambiar de brazo sin problemas.

Luk Sao

Luk Sao es la base del Chi Sao. Practícalo aparte hasta que sea lo suficientemente fluido antes de incorporar ejercicios de ataque y defensa. Durante el movimiento, mantén los hombros relajados y ejerce una leve presión hacia adelante.

Nota: Si las manos están en la posición justa, la presión hacia adelante se mantendrá automáticamente. Si tu oponente deja de ejercer presión en dirección opuesta, tu mano golpeará hacia adelante por reflejo.

Luk Sao es en esencia un movimiento entre dos posiciones: desde Bong Sao y Fook Sao bajo hasta el Fook Sao alto y Tan Sao.

La mano derecha del primer oponente está en Tan Sao. La mano derecha del segundo oponente está en Bong Sao.

Los brazos izquierdos de ambos están en Fook Sao, sobre el brazo contrario de su oponente (derecho sobre el izquierdo, izquierdo sobre el derecho).

El Fook Sao del primer oponente está en una posición elevada, mientras que el Fook Sao del segundo está en una posición baja. Los codos de los brazos con los que realizan el Fook Sao deben ejercer una presión constante contra la línea central.

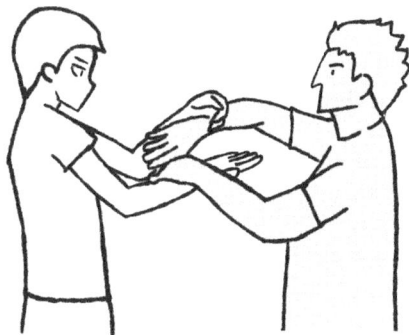

El primer oponente rota el codo derecho hacia arriba y mantiene la muñeca mirando hacia adentro, en dirección a la línea central. Cuando eleva el codo hasta la altura de los hombros, baja el antebrazo a la posición Bong Sao.

La mano izquierda queda en Fook Sao durante el movimiento, pero en posición baja. Mantén el codo bajo en el Fook Sao; de lo contrario, perderás la presión hacia adelante.

Mientras el primer oponente hace lo descrito anteriormente, el segundo oponente baja su Bong Sao a la posición Tan Sao. Al bajar el Bong Sao, el oponente lleva la muñeca hacia afuera y el codo baja a su posición retraída en el Tan Sao.

Una vez que el Bong Sao se convierte en Tan Sao, su Fook Sao pasa de bajo a alto mientras mantiene el contacto con el Bong Sao derecho del primer oponente.

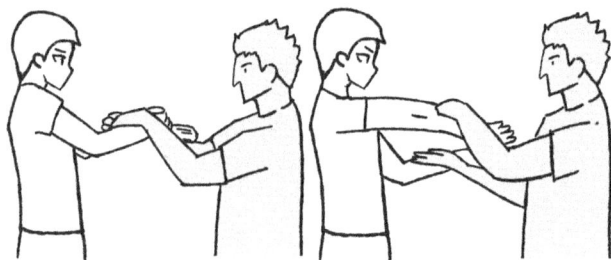

Luego, ambos oponentes hacen el ejercicio al revés y vuelven a la posición inicial.

Todo esto se hace de manera fluida, por lo que es importante hacerlo con intención. Gira y empuja para trabar las manos. Mantente tenso pero flexible a la vez.

Todos los ejercicios descritos de ahora en más comenzarán desde la posición Luk Sao, a menos que se indique lo contrario.

En las explicaciones sobre iniciar una secuencia de ejercicios desde el Luk Sao, se usan los términos "posición o punto alto o bajo". Esto no quiere decir que debe hacerse desde el punto más alto o más bajo.

El punto exacto en el que debemos comenzar una técnica es imposible de describir. Con la práctica descubrirás tu mejor ritmo.

∾

Cambio de Lap Sau a Chi Sao

Durante el Lap Sau, mientras bajas el brazo de tu oponente, ayúdate con el otro brazo.

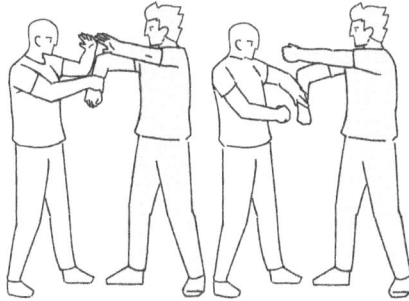

Trae el otro brazo hacia adelante y comienza el Chi Sao.

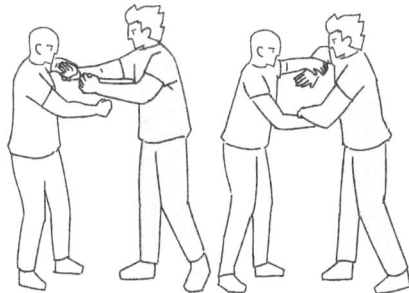

Chi Sao a golpe de puño

Durante el Chi Sao, pasa la mano por debajo del brazo de tu oponente. Sujétalo y pasa al golpe de puño.

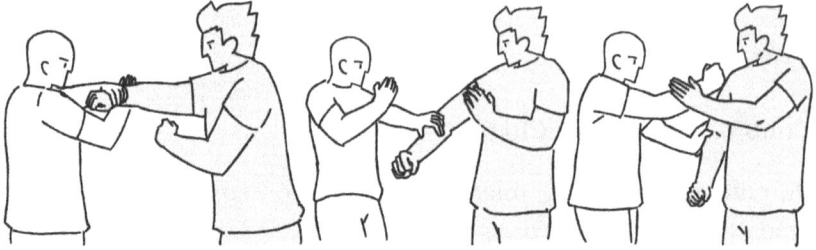

Capítulos relacionados:

- Lección 7: Tan Sau
- Lección 12: Principio de la línea central
- Lección 13: Bong Sau
- Lección 14: Práctica de Lap Sau
- Lección 16: El golpe seco
- Lección 21: Golpes de puño

LECCIÓN 33: BIU SAU

El Biu Sau (la mano que lanza) es una técnica de Wing Chun útil para bloquear, atacar, o atacar y defenderse al mismo tiempo. Tradicionalmente, el Biu Sau parte directamente desde tu línea central. Es el ejemplo perfecto del concepto de línea directa.

En esta lección veremos el Biu Sau contra la típica combinación de jab y golpe cruzado.

Para un movimiento eficaz, muévete con rapidez y mantén una distancia prudente.

Cuando venga el jab, muévete hacia el costado y bloquéalo con un Biu Sau modificado; pasa tu mano por encima del golpe.

Cuando tu oponente dé un golpe cruzado, cambia de lado.

Usa la misma mano para ir por debajo del golpe y ataca directo a los ojos del oponente. Esto te ubicará por fuera de su guardia, lo cual es la posición perfecta para atacar.

Si no puedes atacar directamente a los ojos, ataca a la altura de las costillas.

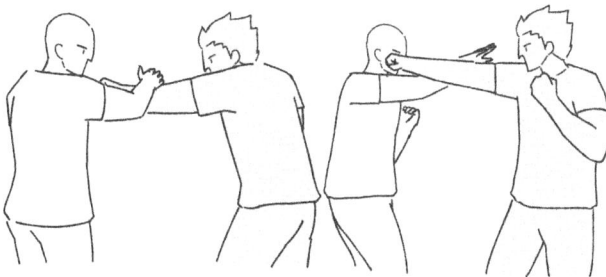

Aquí puedes ver la posición adecuada para tus pies. Desplázate como sea necesario para evitar que te golpeen.

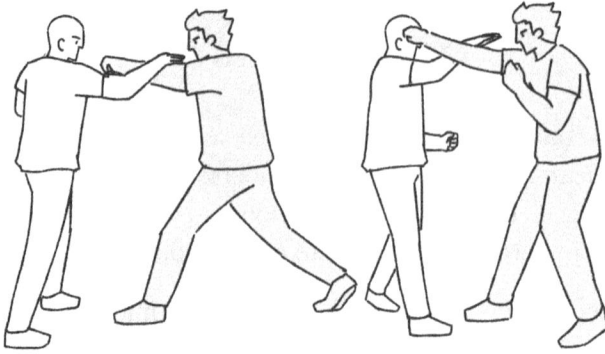

Ejercicio 63: Defensa frente a un jab y golpe cruzado

Practica usar este Biu Sau modificado para defenderte frente a la combinación de jab y golpe cruzado.

Capítulos relacionados:

- Lección 12: Principio de la línea central

LECCIÓN 34: DEFENSA FRENTE A ATAQUES DE BOXEO

En la calle, la mayoría de las personas pelean de manera similar al boxeo. Tiene sentido que aprendamos cómo defendernos frente a los ataques de boxeo más típicos.

Cuando tu oponente dé un golpe recto, apártate y baja el golpe con la palma de la mano. Cuando llegue el segundo golpe, échate atrás y bájalo con la palma de la mano.

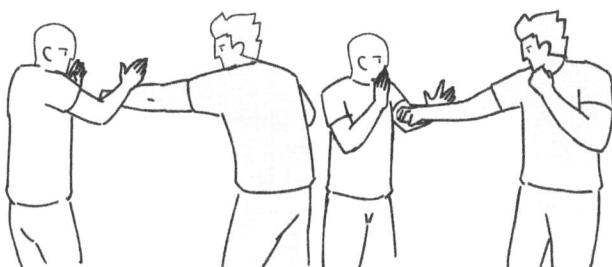

Ahora tu oponente tirará golpes al cuerpo. Defiéndete bajando los codos para cubrir tus costillas y échate atrás a medida que vengan los golpes. Es muy probable que tengas que hacer esto en cada golpe.

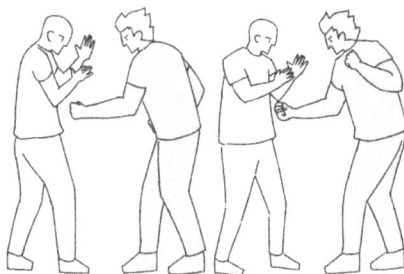

Siguen los ganchos a la cabeza. Sube el brazo para que el antebrazo se encuentre con la muñeca de tu oponente.

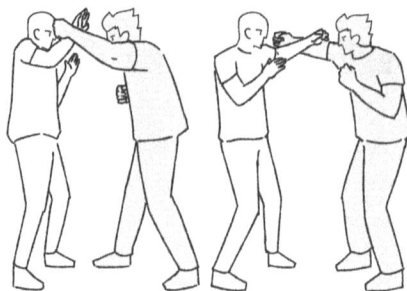

Por último, los uppercuts. Usa la palma de la mano para detenerlos.

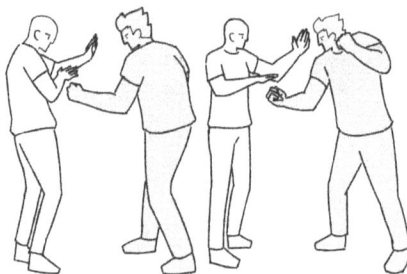

Ejercicio 64: Defensa frente a ataques de boxeo

Practica defenderte frente a los golpes básicos de boxeo.

Ejercicio 65: Defensa al azar

Haz que tu compañero cambie el orden de los golpes. Muévete con soltura y contraataca cuando tengas la oportunidad.

LECCIÓN 35: GOLPES CON PATADA

Espero que hayas practicado los golpes con regularidad. Si es así, el movimiento saldrá casi por instinto. Ahora es el momento de agregar las patadas.

Golpe con patada baja

La patada baja es la mejor para usar cuando estás demasiado cerca como para dar una patada lateral y quieres atacar a alguien por debajo de la cintura.

Comienza con el golpe y luego cambia de lado.

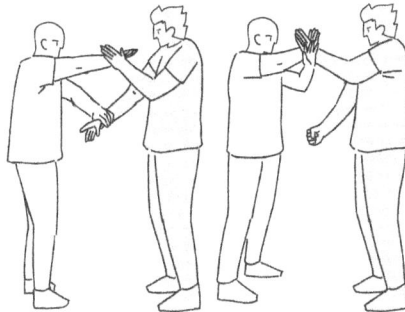

Cuando agarres a tu oponente, dale una patada baja a la altura del muslo. El ritmo debe ser: golpe, agarre, patada.

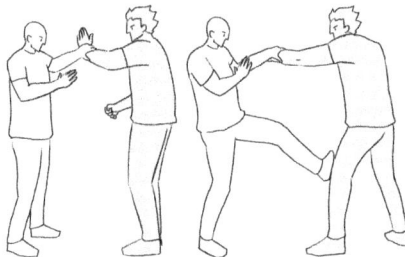

No te inclines hacia atrás. Si no te plantas firme en el suelo y tu cuerpo no está erguido, tu oponente podrá empujarte. En todo caso, inclínate solo un poco.

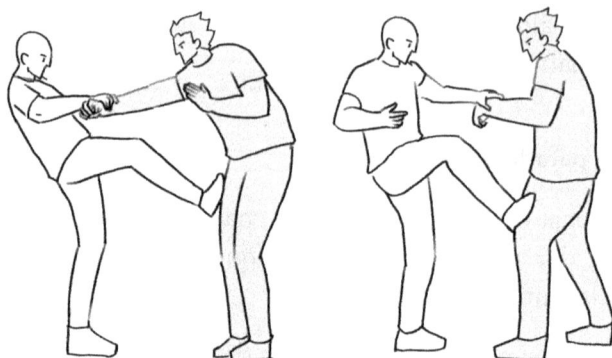

Ejercicio 66: Golpe con patada baja

Practica el golpe con patada baja. Cuando lo consideres, desplázate mientras lo haces.

Golpe con patada lateral

Esta es la forma de incorporar la patada lateral con el golpe. Si estás cerca, la patada lateral no funcionará, pues perderás el equilibrio. Si este es el caso, usa la patada baja en su lugar.

Cuando cambies de mano durante el golpe, toma a tu oponente. Gira y haz una patada lateral.

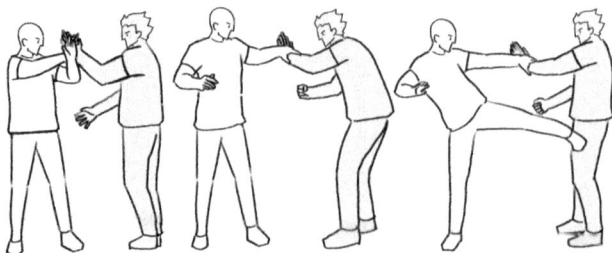

No te inclines hacia atrás. Mantén el cuerpo erguido.

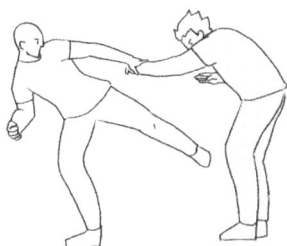

Ejercicio 67: Golpe con patada lateral

Practica el golpe con patada lateral. Cuando lo consideres, desplázate mientras lo haces.

Golpe con patada frontal

Una patada frontal puede llegar más alto que una patada baja, pero te pone en un riesgo mayor de perder la estabilidad.

Cuando des un golpe seco para cambiar durante la práctica, toma las dos muñecas de tu oponente, una en cada mano. Dale una patada frontal en el vientre. Mantén el equilibrio y párate firmemente para que tu oponente no pueda empujarte. Llévalo hacia el ataque.

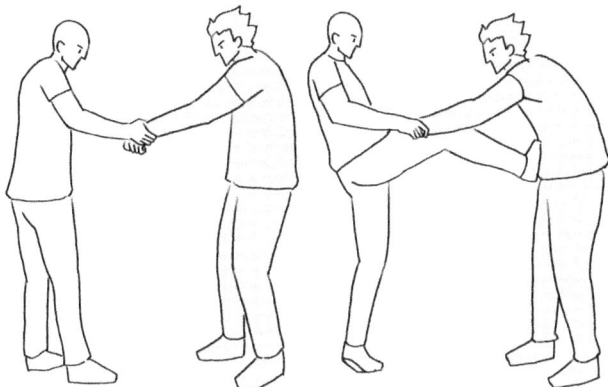

Ejercicio 68: Golpe con patada frontal

Practica el golpe con la patada frontal. Cuando lo consideres, desplázate mientras lo haces.

Ejercicio 69: Golpe con todas las patadas

Junta los tres ejercicios anteriores. Debes dar la patada justa en el momento justo y en el lugar justo.

Esto es muy bueno para mejorar tus habilidades de distancia y el uso del principio de la línea central. Si tu pierna no está en línea, fallarás, y si la distancia no es la adecuada, perderás el equilibrio.

Practica este ejercicio con regularidad para sincronizar las manos y los pies y saber qué hacer con tu cuerpo por instinto.

No tienes que tomar las dos muñecas de tu oponente para hacer la patada frontal. Solo haz lo que funcione.

Añade estas patadas mientras practicas los tres ejercicios (lección 32, ejercicio 62).

Capítulos relacionados:

- Lección 9: Agarre
- Lección 12: Principio de la línea central

LECCIÓN 36: AGARRE DE PIERNA

Esta lección te enseñará a tomar la pierna de tu oponente si él/ella intenta patearte por arriba de la cintura. Cuando venga la patada, muévete hacia atrás y defiéndete con un Pak Sau. Tendrás que echarte hacia atrás para absorber la fuerza y defenderte antes de tomar a tu oponente. De lo contrario, te patearán en las costillas.

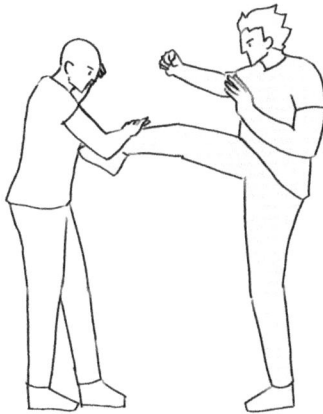

Apenas apliques el Pak Sau, toma a tu oponente. Haz un gancho con el codo alrededor de su pierna para sostenerla firmemente. Vuelve rápidamente la mano que usaste en el Pak Sau a su posición para proteger tu línea central en caso de que tu oponente ataque.

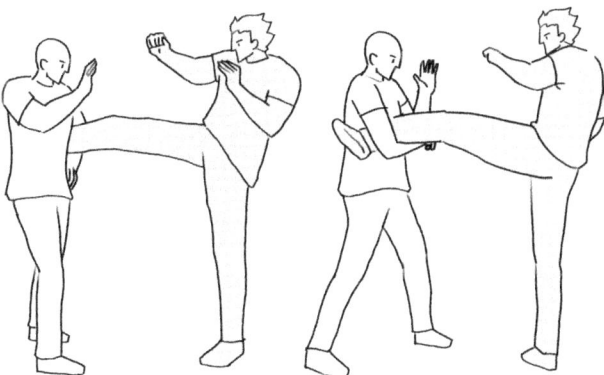

Ejercicio 70: Agarre de pierna

Practica el agarre de pierna.

Continuación de agarre de pierna

Una vez que hayas tomado la pierna de tu oponente, un simple giro puede ser suficiente para hacerlo perder la estabilidad.

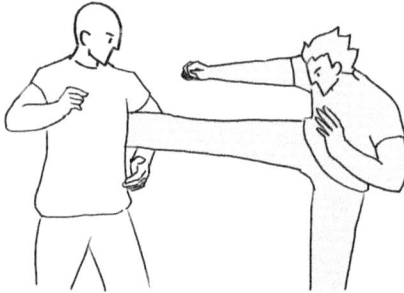

Ejercicio 71: Agarre de pierna con torcedura

Toma la pierna del oponente e intenta hacer que pierda el equilibrio con una torcedura.

En su defecto, puedes golpear su rodilla con un codazo. Mueve la cabeza junto con el codo para que no quede expuesta.

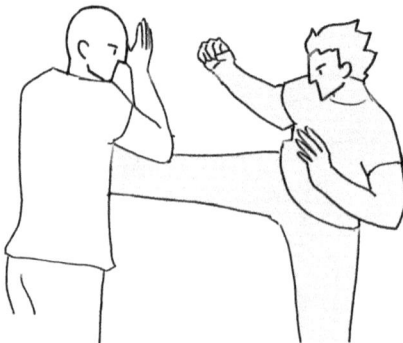

Mantén la mano en su posición en caso que necesites defenderte.

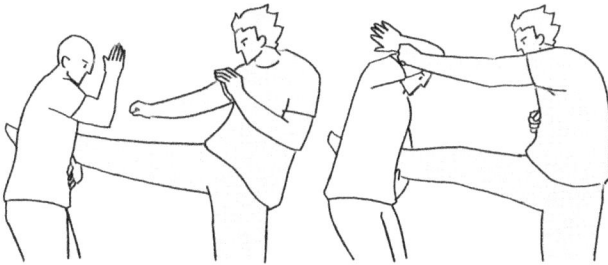

Ejercicio 72: Agarre de pierna con codo

Agarra la pierna de tu oponente con el codo. Aplica también una torcedura.

Capítulos relacionados:

- Lección 9: Agarre
- Lección 10: Pak Sau
- Lección 12: Principio de la línea central

LECCIÓN 37: PATADA DE CONTRAATAQUE

Esta lección te enseñará las tres patadas que se usan como contraataque.

Contraataque de patada con pisada

Tu oponente ataca con un golpe recto. Defiéndete con un Pak Sau y dale una patada con pisada a la rodilla o tibia.

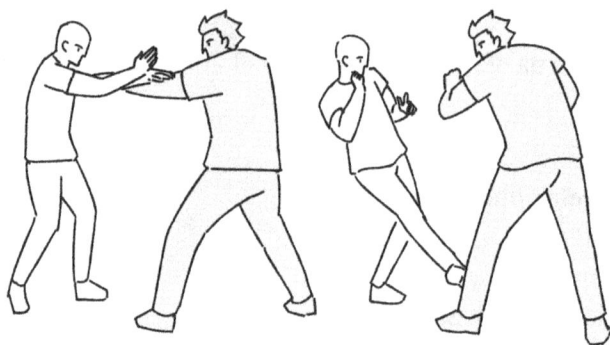

Esta patada de contraataque debe hacerse rápidamente después del Pak Sau; ambos casi al mismo tiempo.

Este ataque sirve ya que tu patada llegará primero, a menos que tu oponente tenga una enorme ventaja de alcance.

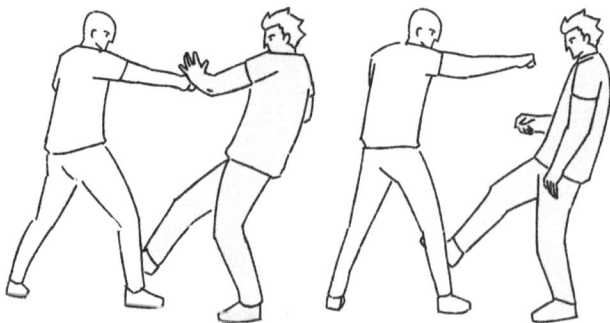

Si golpeas primero a tu oponente en la pierna, podrás bloquear su golpe. Debilitarás el golpe y causarás algo de daño en la pierna de tu oponente. Ahora será mucho más fácil tener el control y no si te apresuras al principio, cuando tus posibilidades de ser atacado son mucho mayores.

Ejercicio 73: Contraataque de patada con pisada

Haz que tu compañero/a te ataque con un par de golpes rectos. Desplázate y defiéndete. Cuando lo consideres, aplica una patada con pisada.

Contraataque de patada lateral

Tu oponente ataca con un golpe recto. Usa Tan Sau como defensa y dale una patada lateral. Para usar la patada lateral tienes que cambiar el ángulo de tu cuerpo.

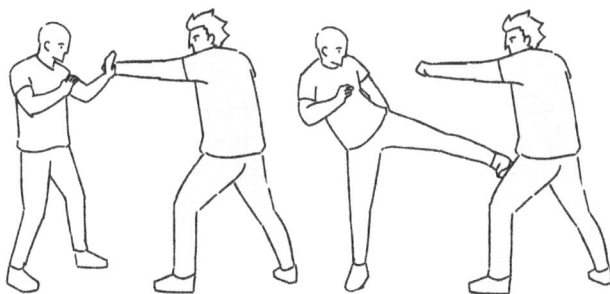

Si estás por fuera de la guardia de tu oponente, tal vez te convenga usar el Pak Sau para defenderte.

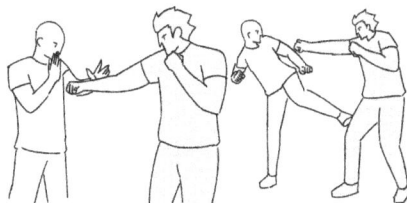

Ejercicio 74: Contraataque de patada lateral

Haz que tu compañero/a te ataque con un par de golpes rectos. Desplázate y defiéndete. Cuando lo consideres, aplica una patada lateral.

Contraataque de patada frontal

Defiéndete frente a un golpe recto y pega una patada frontal al plexo solar del oponente.

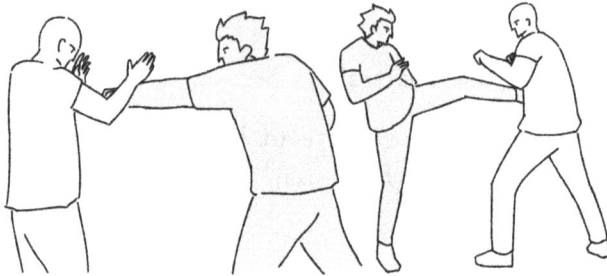

Este es el mismo movimiento desde otro ángulo. Ten en cuenta que no necesariamente será una patada frontal directa; dependerá de tu posición en relación con tu oponente.

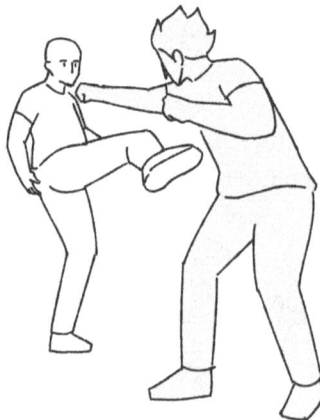

Ejercicio 75: Contraataque de patada frontal

Haz que tu compañero/a te ataque con un par de golpes rectos. Desplázate y defiéndete. Cuando lo consideres, aplica una patada frontal.

Si sabes que tu oponente hará una combinación de golpe uno-dos, anticipa el segundo golpe y pega otra patada frontal.

Ejercicio 76: Contraataque frente a golpe uno-dos

Haz que tu compañero/a te ataque con combinaciones uno-dos. Cuando venga el primer golpe, usa un contraataque de patada con pisada.

Cuando tu compañero/a dé el segundo golpe, da una patada frontal con la misma pierna que usaste para la patada con pisada.

Ejercicio 77: Contraataques con patadas al azar

Practica los tres contraataques con patadas al azar. El ataque que uses dependerá de dónde estés en relación con tu compañero/a. Si están frente a frente, haz una patada con pisada. Si estás de costado, usa la patada lateral. Contraataca la combinación uno-dos de ser necesario.

Capítulos relacionados:

- Lección 7: Tan Sau
- Lección 8: Contraataque
- Lección 10: Pak Sau

LECCIÓN 38: PRÁCTICA DE GOLPE SECO

La práctica de golpe seco es otro tipo de entrenamiento Wing Chun usado para mejorar la sensibilidad al toque, la memoria muscular, el agarre, la consciencia del cuerpo, la línea central, etcétera.

Tu compañero/a comienza aplicando un golpe seco. Haz lo mismo para frenarlo.

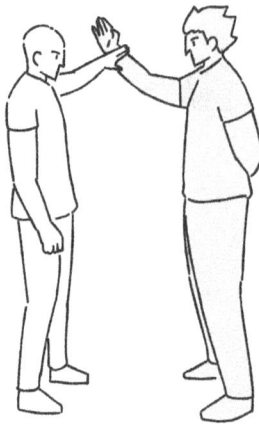

Lleva la otra mano por debajo del brazo del oponente para desviarlo y pasa tu otra mano por encima para sujetar su brazo a la altura del codo.

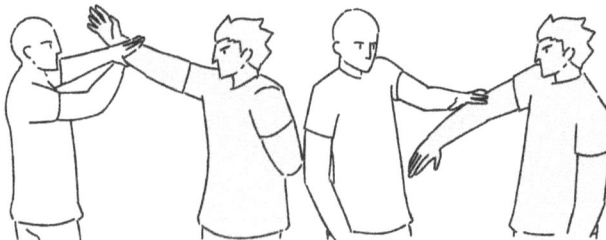

Cuando sujetes el brazo del oponente, usa tu otra mano para aplicarle un golpe seco. Tu compañero/a debe defenderse de la misma forma. Continúen el ejercicio.

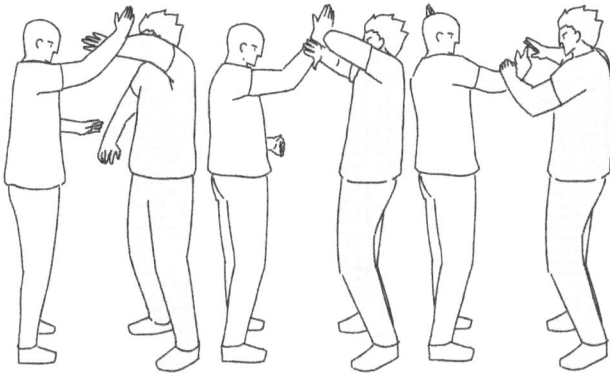

Sujetar el codo es muy importante. Si no controlas el codo de tu oponente en una pelea de verdad, él/ella podrá soltarse y golpearte.

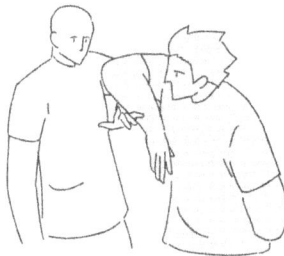

Ejercicio 78: Práctica de golpe seco

Practica el golpe seco en ambos lados.

Para cambiar de lado, usa el mismo método de golpe seco que usamos en el golpe de puño o de codo.

Puedes usar el ritmo de golpe, agarre y patada para cambiar de lado.

Práctica de golpe seco con bloqueo de brazo

El siguiente ejercicio muestra cómo aplicar un bloqueo de brazo durante la práctica de golpe seco.

Defiéndete ante el golpe seco inicial y lleva tu mano por debajo como siempre, pero esta vez agarra su brazo.

Tuércelo hacia abajo y presiona su codo con tu otra mano.

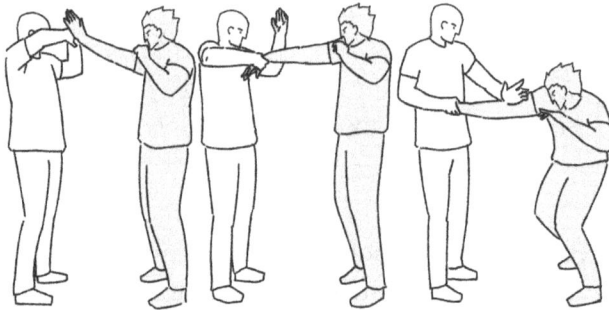

Ejercicio 79: Práctica de golpe seco con bloqueo de brazo

Practica aplicar el bloqueo de brazo durante la práctica de golpe seco.

Práctica de golpe seco con rodillazo

Este ejercicio muestra cómo aplicar un rodillazo durante la práctica de golpe seco. Cuando des el golpe seco para cambiar de lado, pasa tu otra mano por debajo de la de tu oponente y agárralo del brazo. Asegúrate de tener controlado su codo.

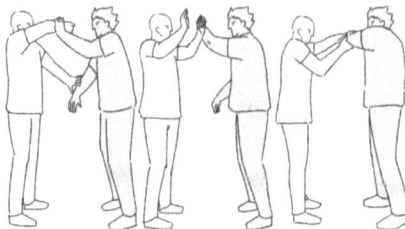

Aplica un rodillazo rápido a la altura del vientre o del muslo.

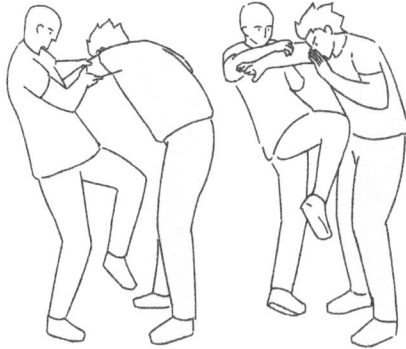

Ejercicio 80: Práctica de golpe seco con rodillazo

Practica el golpe seco y aplica un rodillazo.

Ejercicio 81: Práctica de golpe seco al azar

Practica el golpe seco y usa un ataque al azar de vez en cuando.

Capítulos relacionados:

- Lección 9: Agarre
- Lección 12: Principio de la línea central
- Lección 16: El golpe seco

LECCIÓN 39: AGARRE Y ATAQUE

Esta lección se centra en bloquear un ataque y agarrar el brazo atacante de tu oponente en un solo movimiento y atacar al mismo tiempo.

Para hacerlo debes contar con buenos reflejos. Es donde toda la práctica rinde sus frutos.

Agarre y golpe

En esta lección verás el movimiento básico de agarre y golpe, al igual que la importancia de mantener distancia.

Cuando tu oponente dé un golpe recto, bloquéalo con la parte externa del brazo y tómalo del brazo.

Es el mismo tipo de agarre del ejercicio 40 (aplicación de las tres patadas), pero te moverás más rápido.

Apenas lo tomes del brazo, da un paso adelante y trae a tu oponente a tu zona de ataque.

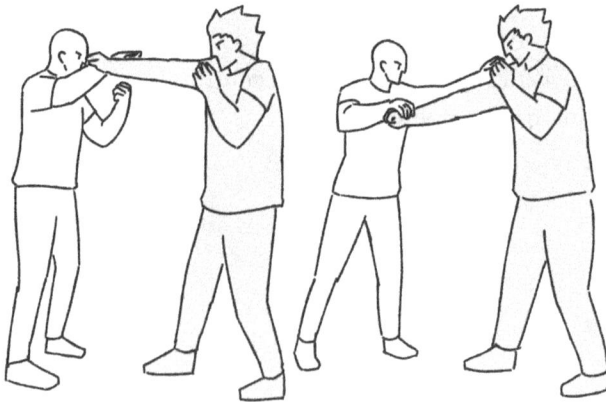

Tu brazo atacante debe quedar firme sobre el brazo superior del oponente; si no, él/ella podrá darte un codazo.

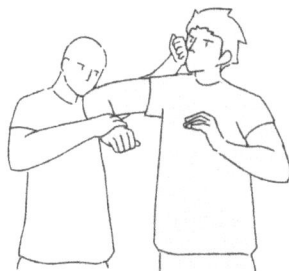

Toma precauciones con respecto a la distancia. Si estás demasiado lejos, siempre puedes traer a tu oponente, pero si estás muy cerca, puede lastimarte.

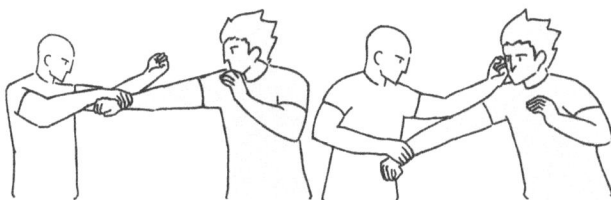

Muévete a la par de tu oponente para mantener una distancia prudente. Si te obliga a retroceder, hazlo.

Si tu oponente da un paso atrás, avanza hacia adelante.

Ejercicio 82: Agarre y golpe

Practica el ejercicio de agarre y golpe como un solo movimiento fluido.

Agarre y golpe en las costillas

Esta variación del movimiento ocurre en una zona objetivo diferente, las costillas, para el cual aprovecha los avances de tu oponente.

Cuando tu oponente golpee, tómalo del brazo y dale un golpe en las costillas. Debes dar el golpe cuando tu oponente se esté moviendo.

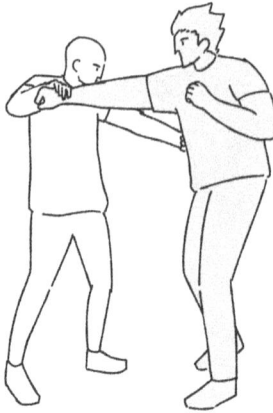

Mientras lo haces, cambia de lado.

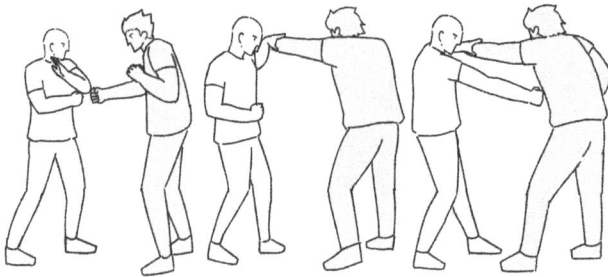

Sujeta la mano de tu oponente por encima para proteger tu cabeza.

Ten en cuenta que el oponente puede bajar la mano. Su cuerpo y el tuyo deben estar en línea, pero su mano debe quedar fuera del camino.

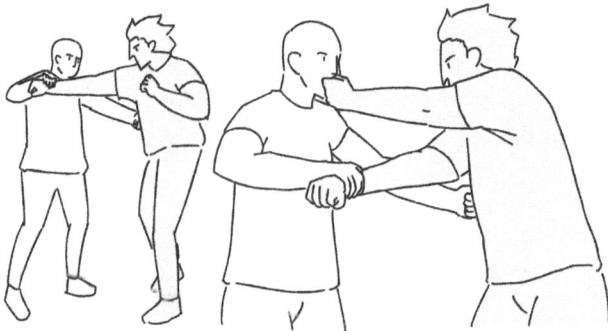

Ten en cuenta la distancia. Si estás demasiado lejos, no podrás golpear a tu oponente, y si estás demasiado cerca, tu oponente podrá flexionar el brazo y darte un codazo.

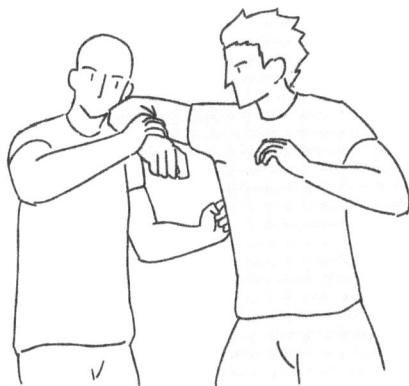

Ejercicio 83: Agarre y golpe en las costillas

Practica el ejercicio de agarre y golpe en las costillas como un solo movimiento fluido.

Agarre y patada con pisada

En esta sección veremos el agarre junto con la patada con pisada y haremos énfasis en la importancia del equilibrio.

Cuando venga el golpe, toma a tu oponente y patéalo en la rodilla (en el entrenamiento, ataca sobre la tibia).

Es importante que sujetes a tu oponente y estés en control antes de atacar; si no, será fácil para tu oponente hacerte perder la estabilidad.

Tira del brazo del oponente y aplica la patada al mismo tiempo. Si tu pierna no ataca con la fuerza suficiente, tu oponente te empujará. Aquí la postura abierta rinde sus frutos.

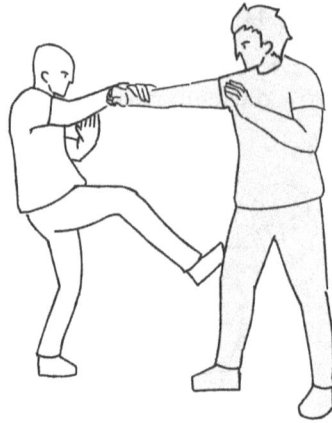

Da un paso atrás y repite lo mismo del otro lado.

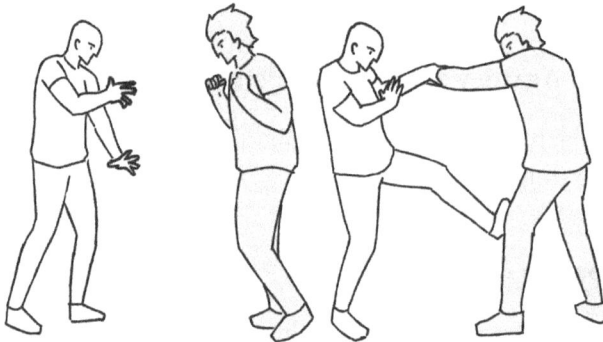

Ejercicio 84: Agarre y patada con pisada

Practica el ejercicio de agarre y patada con pisada de ambos lados.

Agarre con patada lateral

Este movimiento te mostrará cómo hacer un agarre con patada lateral. Una vez más, se hará énfasis en la importancia del equilibrio.

Cuando venga el golpe, usa el Pak Sau y toma a tu oponente del brazo. Aplica una patada lateral a la altura de la rodilla o justo encima.

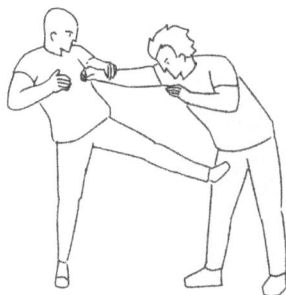

Da un paso atrás y repite lo mismo del otro lado.

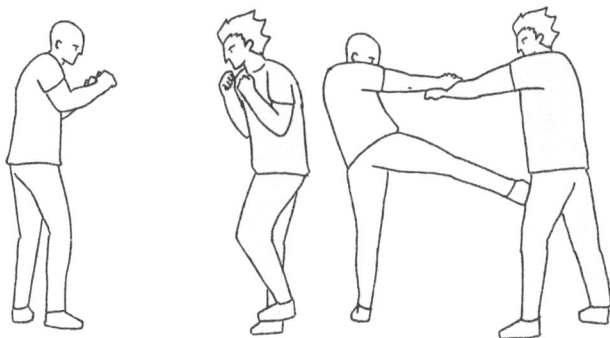

Deja una distancia suficiente como para que el brazo de tu oponente no llegue a tocarte. Incluso si no usas las manos, deberías estar bien.

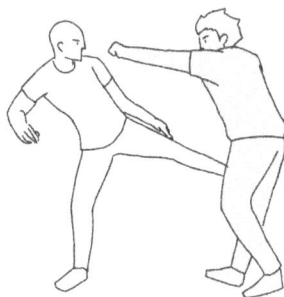

Inclínate apenas hacia adelante. Si te inclinas hacia atrás, tu oponente puede empujarte. Si te inclinas hacia adelante, podrás mantener la distancia apropiada para un ataque, incluso si tu oponente da un paso atrás.

Nunca estires la pierna por completo. Si tu pierna está estirada del todo y tu oponente se mueve hacia atrás aunque sea un poco, fallarás.

Si, por el contrario, tu pierna está apenas flexionada al momento de pisar, podrás atacar a tu oponente si este se echa hacia atrás. Si tu oponente no da un paso atrás, tu golpe hará aún más daño.

Ejercicio 85: Agarre con patada lateral

Practica el agarre con patada lateral de ambos lados.

Desplázate con naturalidad y rapidez. Sujeta al oponente y atácalo de inmediato. Si no, este se alejará.

Doble patada lateral

En este movimiento aprenderás a repetir la patada lateral. Es importante que entiendas dónde están ubicados tu cuerpo y el de tu oponente y dónde ubicar la pierna.

Cuando tu oponente te golpee, tómalo del brazo y dale una patada lateral en el vientre.

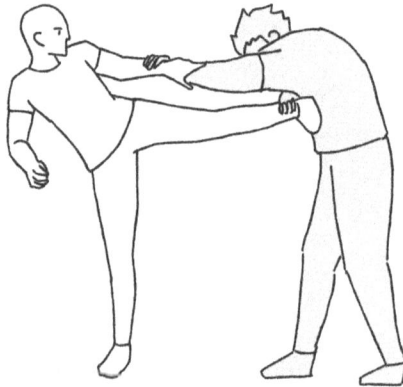

Baja el pie de vuelta al suelo y patéalo de nuevo.

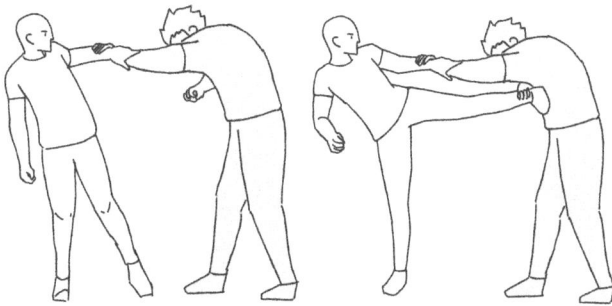

Ejercicio 86: Doble patada lateral

Practica la doble patada lateral.

Las patadas no tienen por qué ir al vientre de tu oponente; ni siquiera deben ser siempre en el mismo lugar. Por ejemplo, puedes dar una patada baja primero, a la altura de la rodilla, y luego atacar más arriba, a la altura del vientre.

Agarre y golpe de codo

En esta lección verás cómo usar el codo en un agarre. Un golpe con el codo puede hacer mucho daño, pero tienes que estar cerca y dentro de la guardia de tu oponente, lo cual representa un riesgo mucho mayor de ser atacado.

Bloquea el golpe del oponente y tómalo del brazo. Eleva el codo para que quede paralelo al suelo.

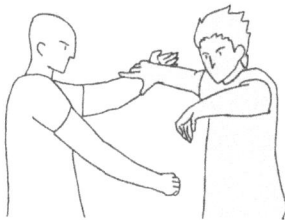

Da un paso adelante y lleva el codo al pecho o la cabeza de tu oponente. Es mejor dar el golpe a la altura de los hombros. Si tu oponente es demasiado alto, no intentes golpear su cabeza.

El movimiento debe ser fluido y rápido.

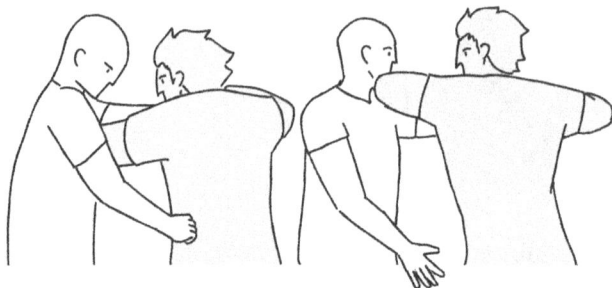

Ejercicio 87: Agarre y golpe de codo

Practica el agarre con el golpe de codo.

Para variar, puedes elevar el codo un poco más para que quede más alto que tu mano.

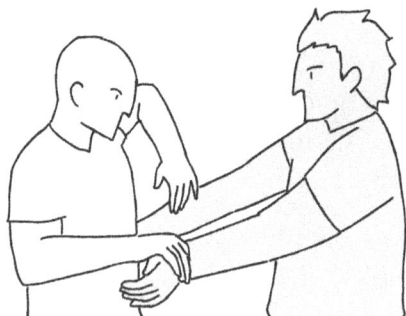

Ataca con fuerza al objetivo. No te inclines hacia adelante. Da un paso adelante para que tu cuerpo genere fuerza mientras mantienes el control y el equilibrio.

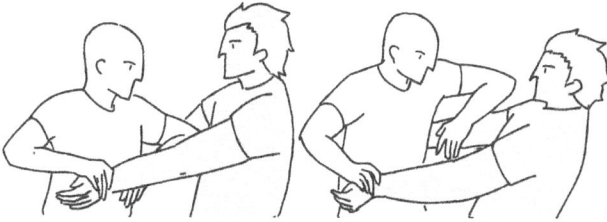

Ejercicio 88: Variación de agarre y golpe de codo

Practica esta variación del agarre con golpe de codo.

Agarre y golpe de rodilla

En este movimiento verás cómo aplicar un agarre junto con un golpe de rodilla. Al igual que los codos, las rodillas pueden hacer mucho daño, pero debes estar cerca y dentro de la guardia de tu oponente, lo cual resulta en un riesgo mucho mayor de ser atacado.

Cuando tu oponente te ataque, bloquéalo y tómalo del brazo, a la altura del codo, con las dos manos. Controla su codo; si no, corres el riesgo de que te golpee en el rostro.

Golpéalo con la rodilla en el muslo, la ingle (no en el entrenamiento) o más arriba si lo deseas.

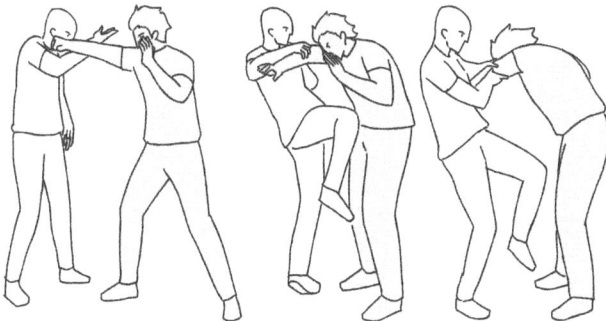

No hagas grandes movimientos. Aplica un golpe corto y fuerte.

Ejercicio 89: Agarre y golpe de rodilla

Practica el movimiento de agarre con golpe de rodilla.

Ejercicio 90: Agarre y contraataque

Haz que tu compañero/a te ataque con golpes rectos. Agarra a tu oponente y contraataca de la forma que quieras.

Capítulos relacionados:

- Lección 1: Postura abierta
- Lección 8: Contraataque
- Lección 9: Agarre
- Lección 10: Pak Sau

LECCIÓN 40: AGARRE DOBLE

Esta lección profundizará sobre las técnicas de agarre doble. El entrenamiento repetitivo de ejercicios como los de ataque favorece a tus reflejos y la memoria muscular.

Estos ejercicios de agarre doble muestran cómo el entrenamiento da sus frutos en situaciones de pelea más realistas.

En una pelea de verdad, no podrás anticipar los ataques de tu oponente ni sabrás cómo reaccionará a tus movimientos, pero no importará.

El entrenamiento condiciona a tu cuerpo para que reaccione. Sin importar lo que haga tu oponente, podrás defenderte y atacar con las técnicas de Wing Chun.

Agarre doble básico

Cuando tu oponente ataque, bloquea el golpe con un Tan Sau y lleva la otra mano por encima para sujetar su brazo.

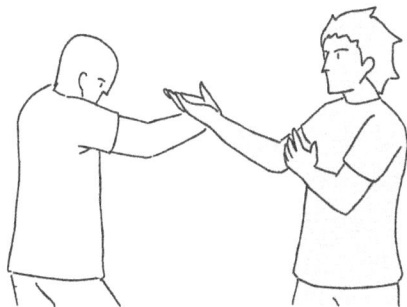

Cuando sujetes su brazo, golpea. Tu oponente se defenderá con un Tan Sau o un golpe seco en tu brazo.

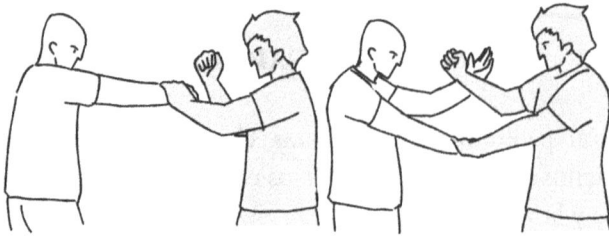

Tómalo de este brazo y golpéalo a la altura del plexo solar.

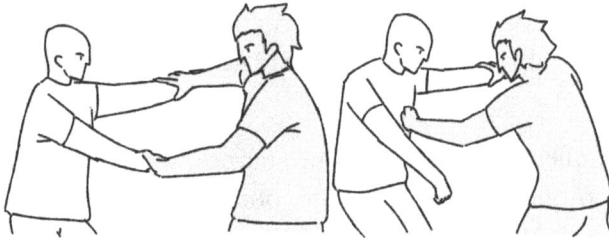

Ejercicio 91: Agarre doble básico

Practica el agarre doble básico a ambos lados del cuerpo.

Agarre doble con Bong Sau

Este movimiento combina el Bong Sau con el agarre doble.

Cuando tu oponente lance un golpe, bloquéalo con Bong Sau. Lleva la otra mano hacia arriba para sujetarlo por la muñeca.

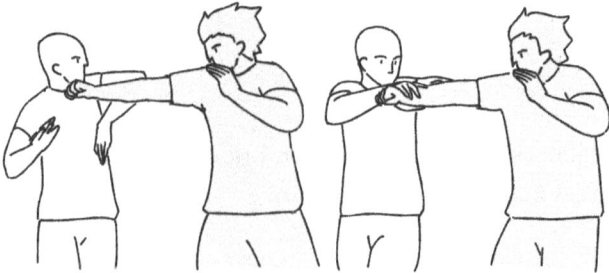

Lleva la mano del Bong Sau hacia arriba para golpear a tu oponente en el rostro. Traba el brazo con el de tu oponente para que no pueda empujarte.

Tu oponente usará su otra mano para defenderse frente a tu ataque.

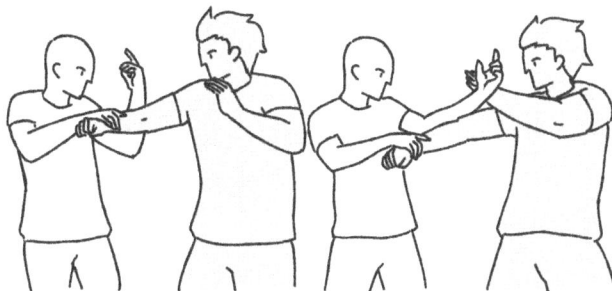

Toma esta mano y gira a tu oponente para exponerlo. Golpéalo justo en las costillas. No retraigas tu brazo antes de golpear. Cambia de pierna el peso del cuerpo y golpea con todo tu cuerpo, como hiciste en el ejercicio de agarre y golpe en las costillas.

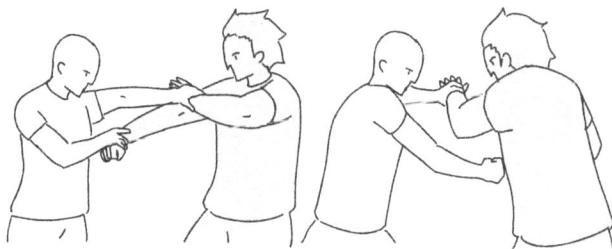

Ejercicio 92: Agarre doble con Bong Sau

Practica el agarre doble con Bong Sau.

Agarre doble avanzado

Este es otro ejercicio de agarre doble.

Cuando tu oponente golpee, defiéndete con un Tan Sau.

Tu oponente lanzará un segundo golpe. Trae rápidamente tu mano libre para sujetar la mano atacante, mientras la otra bloquea este nuevo golpe.

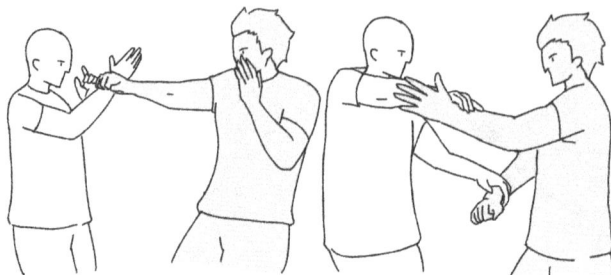

Toma la mano atacante actual y usa tu otra mano para atacar mientras lo traes hacia ti.

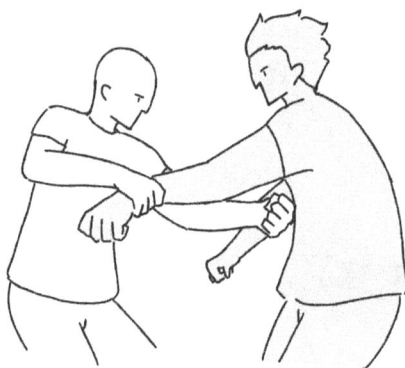

Mueve tu mano atacante para sujetar el brazo de tu oponente. Gíralo para exponerlo en uno de los lados y atácalo a la altura de las costillas.

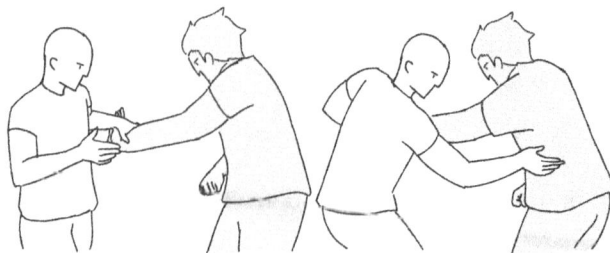

Ejercicio 93: Agarre doble avanzado

Practica el agarre doble avanzado.

Agarre doble avanzado 2

Este es otro ejercicio de agarre doble que se centra más en el uso de movimientos muy rápidos para distraer y confundir a tu oponente, lo cual abrirá más lugares para atacar.

Tu oponente golpea; defiéndete con un Pak Sau.

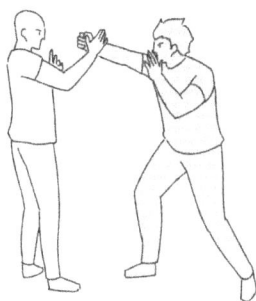

Trae la otra mano para sujetar la mano atacante. Golpea a tu oponente con la mano con la que hiciste el Pak Sau. Obviamente, tu oponente se defenderá.

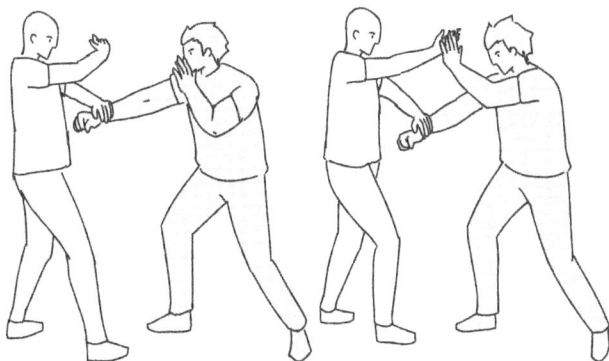

Pasa tu mano no atacante por debajo de la de tu oponente y toma su mano de defensa. Tira de su brazo para que no pueda usar el otro para defenderse.

Cuando tires del brazo de tu oponente, golpéalo en el rostro.

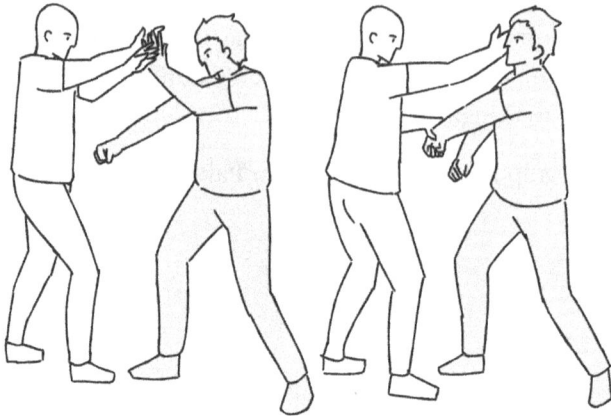

Ejercicio 94: Agarre doble avanzado 2

Practica el agarre doble avanzado 2.

Agarre doble con golpe seco

Este ejercicio de agarre doble incorpora un golpe seco.

Cuando tu oponente ataque, defiéndete con un Tan Sau. Trae tu otra mano para sujetar su brazo.

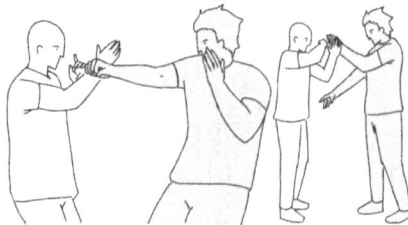

Una vez que sujetes su brazo, golpéalo. Tu oponente se defenderá con un Pak Sau.

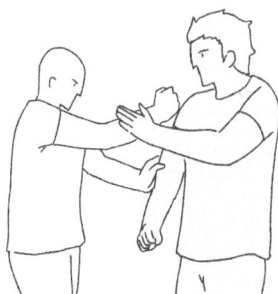

Trae la otra mano para sujetar su brazo. Cambia las manos de posición y aplica un golpe seco a la garganta de tu oponente.

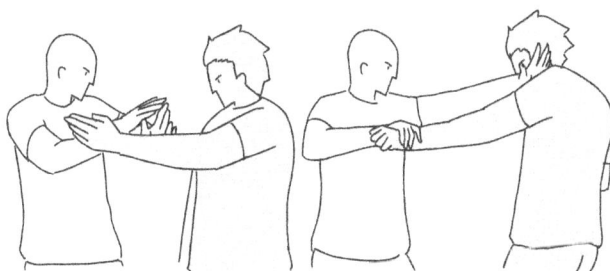

Ejercicio 95: Agarre doble con golpe seco

Practica el agarre doble con golpe seco.

Capítulos relacionados:

- Lección 7: Tan Sau
- Lección 9: Agarre
- Lección 10: Pak Sau
- Lección 13: Bong Sau

LECCIÓN 41: DEFENSA DE TACLEADA

En esta lección verás cómo defenderte frente a alguien que quiera derribarte. El Wing Chun es un arte marcial en el que no se combate en el suelo.

Para aprender más sobre el combate en el suelo, visita la siguiente página (en inglés):

www.SFNonfictionBooks.com/es/Tecnicas-Lucha-Libre

Tu oponente se mueve para taclearte. Abre las piernas y deja caer el centro de gravedad para sentar tu posición; si no, terminarás en el suelo. Hazlo apenas él/ella se acerque.

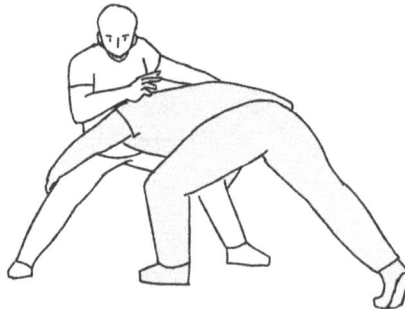

Deja caer tu peso encima del oponente para forzarlo a caer, así no podrá empujarte tan fácilmente. Si deseas, puedes apoyar el codo contra su espalda (no en el entrenamiento).

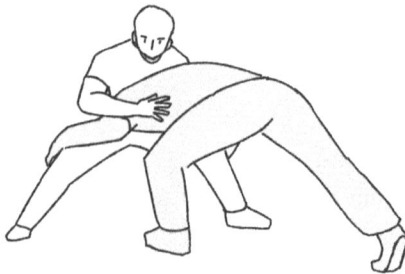

Pasa el brazo alrededor del cuello de tu oponente. La imagen muestra el movimiento desde el lado contrario. Sujeta firmemente su cuello.

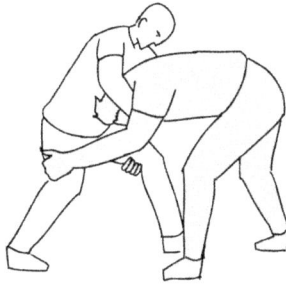

Golpea a tu oponente en las costillas, en la pierna, o lleva el codo hacia su brazo.

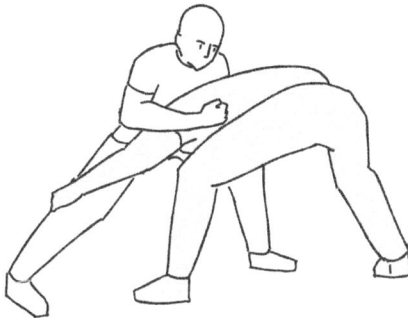

Sujeta la pierna de tu oponente a la altura de la rodilla y empuja para obligarlo a caer.

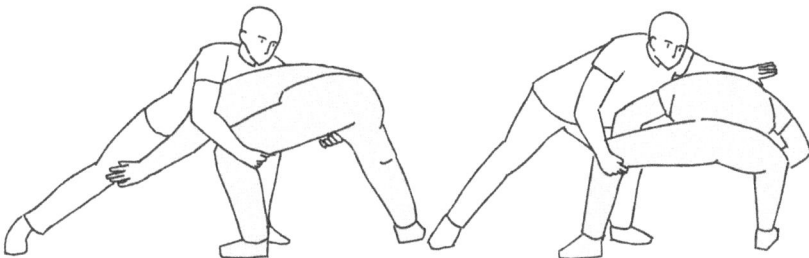

Ejercicio 96: Defensa de tacleada

Practica esta defensa frente a una tacleada.

Si tu oponente te sujeta de ambos brazos, golpéalo en uno de los lados del rostro con la frente. No lo golpees en la cabeza con la frente, porque también te lastimarás.

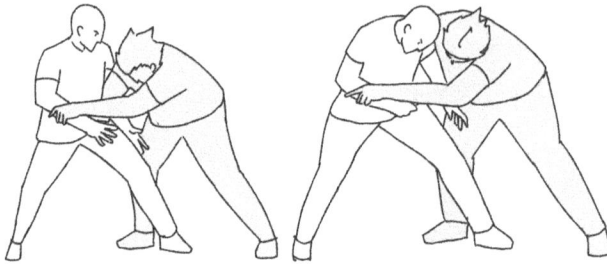

Capítulos relacionados:

- Lección 7: Tan Sau

LECCIÓN 42: SPARRING

Hacer sparring es pelear contra uno o más compañeros para entrenar. Las variaciones y condiciones son ilimitadas. Puedes usar solo las manos, solo los pies, los ojos cerrados… como tú quieras.

Comienza despacio. A medida que tus habilidades mejoren, puedes subir la velocidad. A medida que tu estado físico mejore, podrás aguantar más rondas.

Solo entrena tan duro o tan rápido como un luchador sin experiencia. Un luchador más experimentado puede ser quien lo determine si siente que su compañero/a entrena más duro o más rápido de lo que puede controlar.

Nota: Tu nivel de fuerza es diferente de tu nivel de agresividad. Puedes atacar al 100% de tu agresividad usando solo el 20% de tu fuerza.

Se recomienda ampliamente usar equipos de protección.

Rendirse

Si quieres rendirte cuando una llave comienza a doler, por ejemplo, da unos golpecitos como señal. Toca a tu compañero/a de entrenamiento al menos dos veces para que se dé cuenta y te suelte de inmediato. Si no llegas a tocar al oponente, golpea el suelo. Puedes usar también un comando verbal, como "detente".

Ejercicio 97: Sparring

Añade rondas cronometradas de sparring en tu entrenamiento.

Capítulos relacionados:

- Lección 7: Tan Sau

Estimado lector,

Gracias por leer *Entrenamiento Básico de Wing Chun.*

Si te gustó este libro, deja una reseña donde lo compraste. Esto ayuda más de lo que la mayoría de la gente piensa.

Una lista de recursos utilizados en la creación de la *Serie Defensa Personal* está disponible en:

www.SFNonfictionBooks.com/Self-Defense-Series

¡Obtén un 50% de descuento en tu próximo libro de no ficción de SF!

También tendrás acceso a vistas previas gratuitas de libros, ARC y todas las actualizaciones más recientes. Visita:

https://readers.sfnonfictionbooks.com/es

Gracias de nuevo por tu apoyo,

Sam Fury, autor.

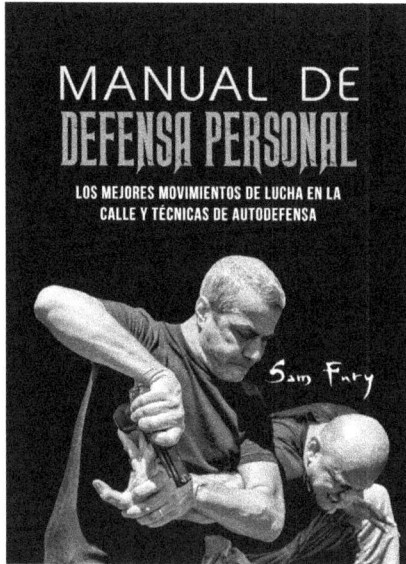

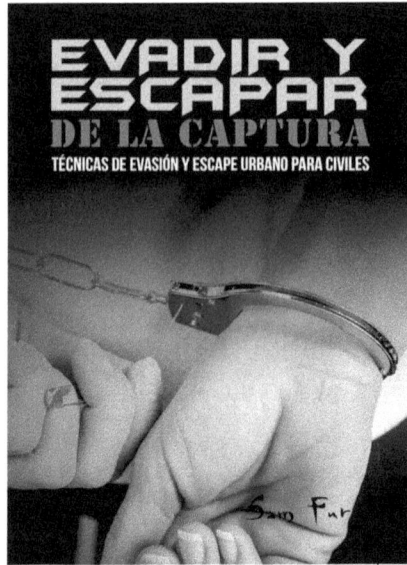

¡Aprende por ti mismo las tácticas de escape y evasión!

Descubre las habilidades que necesitas para evadir y escapar de la captura, porque nunca sabes cuándo te salvarán la vida.

Consíguelo ahora.

www.SFNonfictionBooks.com/es/Evadir-Escapar-Captura

MANUALES DE ENTRENAMIENTO DEL PLAN DE ACONDICIONAMIENTO FÍSICO PARA LA SUPERVIVENCIA

Acondicionamiento Físico para la Supervivencia

Cuando estás en peligro, tienes dos opciones: luchar o huir.

Esta serie contiene manuales de formación sobre los mejores métodos de vuelo. Junto con la defensa personal, puedes entrenar en ellos para tu salud y estado físico en general.

- **Parkour**. Todas las habilidades de parkour que necesitas superar obstáculos en tu camino.
- **Alpinismo**. Se enfoca en técnicas esenciales de búlder.
- **Ciclismo**. Técnicas imprescindibles para el ciclismo de montaña. Ir lo más rápido posible de la manera más segura.
- **Natación**. Natación para obtener resistencia o velocidad usando los trazos más eficientes.

También tiene libros que cubren la salud y el bienestar en general.

www.SFNonfictionbooks.com/es/Acondicionamiento-Fisico-Supervivencia

Defensa Personal

La serie de defensa personal tiene volúmenes sobre algunas de las artes marciales utilizadas como base en la defensa personal de SFP.

También contiene los manuales de entrenamiento de autodefensa de la SFP. SFP Self-Defense es una forma eficiente y eficaz de defensa personal minimalista.

www.SFNonfictionBooks.com/es/Defensa-Personal

Escape, Evasión y Supervivencia

El escape, evasión y supervivencia (EES por sus siglas en inglés) se enfoca en mantenerte con vida usando recursos mínimos. Los temas cubiertos incluyen:

- **Supervivencia en desastres**. Cómo prepararte y reaccionar en el caso de desastre o colapso social.
- **Escape y evasión**. La habilidad de escapar de la captura y esconderse de tu enemigo.
- **Supervivencia urbana y en la naturaleza**. Poder vivir de la tierra en todos los terrenos.
- **Cuerda de emergencia**. Habilidades básicas de escalada e improvisadas técnicas de encordado.
- **Rescate acuático**. Habilidades acuáticas para salvar vidas basadas en capacidades de cursos de entrenamiento militar y para salvar vidas.
- **Primeros auxilios en la naturaleza**. Medicina moderna para uso en situaciones de emergencia.

www.SFNonfictionBooks.com/es/Escape-Evasion-Supervivencia

ACERCA DEL AUTOR

Sam Fury ha tenido una pasión por el entrenamiento de supervivencia, evasión, resistencia y escape (SERE) desde que era un niño creciendo en Australia.

Esto lo condujo a dedicar años de entrenamiento y experiencia profesional en temas relacionados, que incluyen artes marciales, entrenamiento militar, habilidades de supervivencia, deportes al aire libre y vida sostenible.

En estos días, Sam pasa su tiempo refinando las habilidades existentes, adquiriendo nuevas habilidades y compartiendo lo que aprende a través del sitio web Survival Fitness Plan.

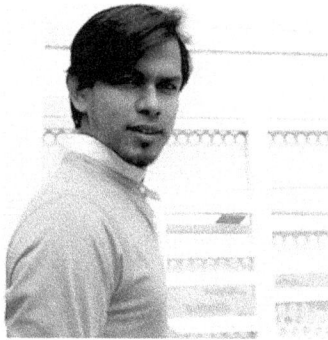

www.SurvivalFitnessPlan.com

amazon.com/author/samfury
facebook.com/SurvivalFitnessPlan
twitter.com/Survival_Fitnes
pinterest.com/survivalfitnes
goodreads.com/SamFury
bookbub.com/authors/sam-fury